PHILIPPE NGO

DỰ ĐOÁN BỆNH TẬT TRONG TAROT

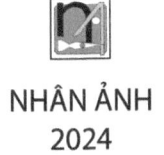

NHÂN ẢNH
2024

Copyright © 2021 Philippe Ngo. All rights reserved. No part of this publication may be reproduced, distributed, or transmitted in any form or by any means, including photocopying, recording, or other electronic or mechanical methods, without the prior written permission of the authors, except in the case of brief quotations embodied in critical reviews and certain other noncommercial uses permitted by copyright law.

For permission requests, write to the authors, addressed "Request Permissions" at the email below.

contact@tarothuyenbi.info

NHÂN ẢNH xuất bản 2024
ISBN: 979-8-8690-9076-8

"HỌA TỪ MIỆNG RA, BỆNH TỪ MIỆNG VÀO"

– CỔ NGỮ

Lời Bạt

Sau biến cố covid 19.

Ảnh hưởng đa cơ quan có thể ảnh hưởng đến nhiều hệ thống cơ thể, bao gồm tim, phổi, thận, da và não. Do những ảnh hưởng này, những người mắc COVID-19 có thể tiến triển các tình trạng bệnh lý mới như bệnh tiểu đường, bệnh tim hoặc bệnh rối loạn thần kinh mà những người không mắc COVID-19 cũng có thể gặp phải. Để việc làm chủ sức khỏe được tốt, thì nắm rõ các kiến thức về sức khỏe, âu cũng là một phương pháp tự trang bị tốt cho bản thân của mỗi người, nhất là trang bị đủ kiến thức về sức khỏe – y học để hiểu và đối mặt với các dịch bệnh đang hoành hành.

Sức khỏe có những vấn đề chuyên sâu của y khoa, có những vấn đề chuyên về tâm lý – tinh thần, có những vấn đề thiên về sinh hoạt thường thức hằng ngày, có những vấn đề chỉ là cách chia sẻ lối sống - để những ai vốn dĩ đã và đang có bệnh, có thể lạc quan hơn. Làm chủ với sức khỏe của chính mình, chính là để ngày càng khỏe mạnh, vui vẻ, lạc quan và bình tĩnh trước các biến cố không may xảy ra trong cuộc đời vốn " sinh, lão, bệnh, tử" của mỗi người. Cao hơn nữa là nhìn vấn đề sức khỏe dưới dạng một hình thức của triết học, hay hơn nữa là huyền học, thì nhận thức đó mới hướng dẫn đúng đắn cho một đời sống sinh hoạt tinh thần chân chính và tràn đầy năng lượng.

Cuốn sách "Dự Đoán Bệnh Tật Trong Tarot" của tác giả Philippe Ngo là một cuốn sách như vậy. Được tác giả gửi bản thảo sớm để viết lời bạt cho sách, tôi vui mừng khi thấy một chủ đề hiếm của tarot được ra đời. Cuốn sách dựa trên những kiến thức sâu xa về huyền học giúp các bạn có cái nhìn khái quát hơn về bệnh tật trong tarot, không hướng cụ thể đến việc thực hành các phương pháp này, nhưng sẽ là chỉ dẫn rất xứng đáng cho tư tưởng huyền học hàm chứa bên trong.

Tóm lại những dự đoán về tai nạn và sức khỏe do tác giả đề ra, chính là sự kết hợp giữa tri thức huyền bí và nhận thức về cuộc sống một cách tài tình, hàm chứa trình độ y khoa dầy dặn và từng trải trong cuộc đời, hi vọng sẽ nhận được sự hoan nghênh nhiệt liệt của độc giả.

Có câu rằng "khi một biến cố lớn lao xảy ra

trong cuộc đời, thay vì đau khổ, dằn vặt hãy mỉm cười chấp nhận đương đầu, sống một cuộc đời thật sự đáng sống dù không quá dài..." - Trích: "khi hơi thở hóa thinh không".

Dược Sĩ Hoàng Lê Thắng

Giảng Viên Khoa Dược Trường Trung Cấp Quân Y, cũng đồng thời là một người nghiên cứu tarot tại Việt Nam. Tác giả của Nguyệt Vô Sắc Lenormand.

Nội Dung

	Lời bạt	v
	Lời Nói Đầu	11
1	Con Người, Câu Chuyện Số Mệnh	15
2	Phương Pháp Dự Đoán Theo Ghi Chú Cổ Điển	25
3	Phương Pháp Dự Đoán Theo Nhân Ảnh	43
4	Phương Pháp Dự Đoán Theo Cung Hoàng Đạo	119
5	Phương Pháp Dự Đoán Theo Hành Tinh	141
6	Phương Pháp Dự Đoán Theo Cây Sự Sống	185
7	Những Nẻo Đường của Vận Mệnh	251

LỜI NÓI ĐẦU

Tarot dự đoán bệnh tật là một chủ đề khó, không kể về lý thuyết mà còn về cả thực hành. Dù trước đây, chủ đề này vẫn thi thoảng được các nhà huyền học sử dụng và nhắc đến, nhưng đến thời kỳ hiện đại, cùng với sự phát triển vượt bậc của khoa học kỹ thuật, việc sử dụng tarot trong vấn đề này hầu như đã không còn tính thực tế nữa. Dù vậy, đứng ở góc độ một nhà nghiên cứu lý thuyết tarot, không có gì đáng ngại cho việc tìm hiểu sâu hơn cách thức những nhà huyền học cổ xưa đã vận dụng những tri thức như thế nào nhằm luận giải bệnh tật. Vì lý do đó, quyển sách này ra đời.

Quyển sách này ra đời không nhằm khuyến khích việc sử dụng tarot để chuẩn đoán bệnh tật, mà cốt yếu nhằm nghiên cứu thuần túy về mặt lý thuyết của vấn đề mà thôi. Dẫu vậy, không có gì ngăn cản các nhà thực hành tarot hiện đại sử dụng lại những tri thức này nhằm hỗ trợ cho họ trong việc hành nghề hoặc nghiên cứu sâu sắc thêm trí tuệ ẩn dấu trong tarot.

Đứng ở góc độ một người nghiên cứu lý thuyết, tôi tin rằng xu hướng thực hành tarot hiện đại đã hoàn toàn khác khi xưa, khi ngành tarot học bị bao phủ bởi hệ thống các lý thuyết bất hảo của giới phù phép, khiến cho ánh sáng trí tuệ của những hệ thống huyền học bị lu mờ.

Việc dự đoán bệnh tật với tarot, không trùng lắp với việc chuẩn đoán bệnh tật của bác sĩ. Dự đoán với tarot tìm ra xu hướng xảy ra của một sự kiện mà không nhằm giải quyết nó, và cũng không phải là một công cụ định nghĩa sự kiện đó. Dự đoán tarot thuần túy là phương tiện nhắc nhở, cảnh báo những nguy hiểm có thể xảy đến, do sự lôi kéo của số phận, hay nói theo Phật giáo là nghiệp quả. Dự đoán tarot không phải là một công cụ của thuyết định mệnh, rằng những gì được dự đoán bắt buộc phải xảy ra mà không có cách nào chống lại được. Hoàn toàn không phải vậy, dự đoán tarot tìm hiểu xu hướng và hậu quả của xu hướng đó, nhằm giúp cho người xem có được sự hướng dẫn một cách bình an, không phải lời báo trước mà là lời cảnh báo.

Dù là một chủ đề gây tranh cãi, nghiên cứu này vẫn sẽ mang lại một hàm lượng tri thức cổ xưa, dù đúng hay sai, cũng đã được sử dụng trong nhiều thế kỷ trước khởi nguyên khai sáng của khoa học. Hãy đọc quyển sách này dưới tinh thần khai phóng và bỏ qua những chấp nhặt định kiến trong ta.

.

CHƯƠNG MỞ ĐẦU

CON NGƯỜI, CÂU CHUYỆN SỐ MỆNH

Tarot không đơn thuần chỉ là những lá bài dành cho bói toán; mà nó là một cuốn sách của tri thức và sự hiểu biết. Cuốn sách của 78 giấc mơ đời người. Chủ thể hướng đến của Tarot là con người, vậy nên nó cũng hướng đến phần sáng và phần tối bên trong con người.

Có con người nào bước đến ánh sáng mà không có chiếc bóng theo cùng đâu? Tarot là cuốn sách mà chúng ta có thể tìm thấy bên trong những thông tin và chỉ dẫn, nhưng chọn lựa lại là chính chúng ta. Mỗi lựa chọn đều tạo nên số phận của chúng ta.

Có thể sẽ là hạnh phúc, nhưng cũng có thể là đau khổ. Nhưng lựa chọn sai lầm, lại khiến bản ngã chúng ta trỗi dậy. Từ phần tối bên trong, đố kỵ; tham lam; hèn nhát; lười biếng và u mê nắm tay nhau nhảy múa, chiếm lấy con người chúng ta. Đừng hoài chờ ngày phán xét cuối cùng; vì nó đến mỗi ngày.

Và mỗi lần lựa chọn, mỗi lần đối mặt với bóng tối bên trong là một lần oằn mình đớn đau về thân tâm con người. Nhưng tri thức và sự hiểu biết, chính là ngọn đèn trong tay con người trong chuyến du hành vào miền bí ẩn. Và để tìm thấy ánh sáng bên trong, chúng ta phải bước qua bóng tối dày đặc của đêm trước. Chỉ có ai bước ra từ bóng tối, mới có thể mang ánh sáng.

Cũng như thế, Tarot không trả lời câu hỏi bạn có hạnh phúc hay không? Nó chỉ bạn con đường để đi đến hạnh phúc của riêng bạn. Mỗi con người, là một linh hồn đã du hành qua nhiều kiếp sống, đã đạt được các thành tựu, và tiếp tục tái sinh để học hỏi, hoàn thiện và thức tỉnh. Các quân bài Tarot sẽ chỉ ra, bạn đã đạt được những gì, và sẽ cần trải qua thử thách gì để tiếp tục. Những lời tiên đoán có xu hướng khiến con người ta tin vào những gì được an bài, nhưng ngoại trừ cái chết, thì cuộc sống là chuyến du hành của số mệnh, chỉ tin mà ở yên một góc thì lời tiên đoán chính là lời nguyền.

Biết trước, và tìm cách để giải quyết vấn đề số mệnh, thì lời tiên đoán là lời chúc phúc.

Ở trong Tarot, hay các bộ môn huyền học

khác, thì có hai điểm quan trọng cần nắm đó là: Tiên Tri và Tự Tri.

Các môn huyền học như Tarot, Chiêm Tinh, Tử Vi, Tướng Mệnh không phải cũng xoay quanh mục tiêu là để "Tri", để biết. Gần biết mình, biết người; xa biết đất, biết trời. Biết đúng biết sai, phân rõ thiện ác, mà hành động cho hợp với bản thân, thiên mệnh.

Có người học những môn này, chỉ dùng để tiên tri, bỏ luôn tự tri. Có người bỏ tiên tri, chỉ tự tri. Có người lại lấy luôn cả tiên tri lẫn tự tri. Mà trong đó, tiên tri là biết trước, đoán trước, thấy trước. Nhưng trong tiên tri lại phân ra làm hai loại: là lời tiên tri định mệnh không thể thay đổi (như lời tiên tri của Cassandra), hoặc lời tiên tri có thể thay đổi được (như của tiên tri Jonas). Đại đa phần là biết trước, không thể thay đổi, số ít là biết trước mà có thể đổi được.

Muốn thay đổi được lời tiên tri, phải cần phần tự tri, nghĩa là tự biết mình, tự hiểu mình. Ví dụ như số mệnh chia vào tay chúng ta những quân bài không thể đổi được, kiểu gì cũng phải cầm lấy dù cam lòng hay không; có người nghe lời tiên tri biết trước những quân bài của mình, về lại lo sợ sầu khổ, lại muốn so bì tranh lấy những quân bài tốt trong số mệnh của người khác. Có người biết trong tay mình có gì, có thể làm được gì, rồi từ đó học cách tận dụng những gì mình có, hệt như người thủy thủ không thể điều khiển đại dương nhưng có thể kiểm soát con thuyền, biết trước để đo đếm mưa gió bão tố, để đi.

Tự tri là một phần quan trọng nhưng ít được nhiều người chú tâm, vì phức tạp huyền diệu, cô độc và khó khăn. Tự tri là tự biết mình, xa hơn nữa là giúp người khác hiểu tự thân. Trên con đường tâm linh, nếu thiếu tự tri thì thường mê cuồng, tự huyễn hoặc mình, tự ngạo, dễ để tham sân si sinh sôi tràn lan trên mảnh ruộng phước đức. Không thiếu người có tài, nhưng phải biết " chữ tài liền với chữ tai một vần", cái tài ấy nếu thiếu trí tuệ đến trong tâm để nhiếp phục, như người người trị thủy dẫn nước, thì sẽ tự mình nhấn chìm mình. Kiếm sắc dễ mòn, người tài thiếu trí huệ dễ khổ đau.

Có những người đi xem Tarot, muốn giải đáp thắc mắc, nhưng khi được giải đáp rốt ráo, nhưng câu hỏi mới trong lòng luôn nảy sinh, vì khúc mắc sâu thẳm trong lòng vẫn chưa được khơi mở. Có người, với mình ngay lần đầu đã ném vào lòng họ một mồi lửa đốt cháy hết cuộn tơ vò, vì họ muốn biết muốn hiểu. Có người, cần phải đôi ba lần trải bài, thì bản thân họ mới thấy được ánh sáng, vì họ muốn biết nhưng chưa thể hiểu. Còn người không muốn biết không muốn hiểu, hỏi cho sướng miệng thì thường mình chỉ im lặng phần nhiều để nghe, tự họ nói rồi tự họ sẽ hiểu được bản thân.

Hãy nhớ Tarot là tấm gương phản ánh thế giới nội tâm bên trong của bạn. Chứ không phải là định mệnh khiến bạn tuân theo. Những lá bài không đưa cho bạn hạnh phúc, mà đem đến cho bạn những chỉ dẫn từ sự thông thái cổ xưa để bạn có thể tìm thấy được hạnh phúc của bản thân.

Chính đôi tay của bạn sẽ rút những quân bài, cũng như chính bạn chọn con đường mình đi. Thay vì cố gắng tìm kiếm những con bài tốt trong tay người khác thì hãy học cách dùng tốt các quân bài trong tay mình. Bởi vì chỉ khi bạn trải nghiệm hết thảy, thì bạn sẽ nhận ra thử thách khó khăn cũng là một dạng cơ hội mà số phận mang đến cho bạn.

Trong dòng nhân quả trôi chảy từ quá khứ

đến tương lai, chúng ta là những người thừa kế của chính mình; đồng thời, lại là kẻ kiến tạo ra chính tương lai của bản thân. Chính vì vậy, dù để tự hiểu mình hay tiên đoán tương lai, một chủ đề trọng tâm trong Tarot không thể không tìm hiểu chính là nhân dạng con người trong Tarot. Chủ đề này rất rộng, đa dạng và phức tạp. Nó không chỉ bao hàm các lá hoàng gia trong bộ Ẩn phụ, mà còn liên kết sâu sắc với toàn thể của cỗ Tarot.

Một người đọc Tarot thực tế hẳn đã gặp những câu hỏi liên quan đến con người như: người ấy tính tình như thế nào, khuynh hướng tư duy ra sao, làm công việc gì, và dấu hiệu để nhận diện đối phương. Ở đây, kiến thức về lĩnh vực con người và trải nghiệm cùng con người sẽ giúp cho người đọc Tarot phát triển được tư duy đa chiều, sâu sắc, và tạo nên những liên kết mạnh mẽ hơn với các lá bài. Mặt khác, tìm hiểu về con người trong Tarot cũng chính là quá trình tự khám phá bản thân, tự nhận thức được tiềm năng của bản thân, thấu hiểu chính mình. Và kết quả tất yếu của việc này, chính là đưa đến khả năng lắng nghe, kết nối và chữa lành; không chỉ cho người khác mà còn là bản thân.

Như mọi dòng sông đều chảy, chúng ta đều đi trên đời bằng đôi chân trần của mình, có thể đồng hành cùng nhau, để trò chuyện số mệnh; biết đường mình đi, là muôn vàn hạnh phúc rồi. Đường đi rừng nhân gian còn xa thăm thẳm, biết đâu chớp mắt đã chẳng thấy nhau, nghìn dặm xa xăm. Và với Tarot, bạn sẽ không đơn độc trong hành trình của mình, chuyến hành trình của kiếp sống sau cùng..

CHƯƠNG II

PHƯƠNG PHÁP DỰ ĐOÁN THEO

GHI CHÚ CỔ ĐIỂN

Phương pháp này là sự tổng hợp tất cả các tài liệu cổ của các nhà huyền học. Chúng ta được chỉ dẫn tương đối cụ thể trong các tác phẩm của Etteilla; A.E.Waite; McGregors Mathers và nhiều nhà huyền học khác.

Phương Pháp I: Chỉ dẫn của A.E.Waite

Sau đây là một số chỉ dẫn được tôi trích lọc lại từ các sách của Waite có liên quan đến các chứng bệnh tật được ông nói đến rải rác các nơi, (R.) là nghĩa ngược của lá bài:

The Fool: Bệnh ngốc bẩm sinh, chứng điên loạn, chứng mê sảng. Chứng lãnh đạm, thờ ơ (R.).

The Magician: Bệnh tâm thần, chứng lo lắng vô cớ (R.).

The High Priestess: Bệnh câm đột ngột.

The Empress: Chứng bệnh do mang thai.

The Hierophant: Chứng tự nô lệ (nhục dâm), The Hermit: Chứng lo lắng vô cớ (R.).

Wheel of Fortune: Chứng tăng cân (R.).

The Hanged Man: Chứng trầm cảm tự tử.

Death: Chứng tự tử. Chứng hôn mê, Chứng hóa đá (petrifation), Mộng du (somnambulism)

(R.)

The Tower: Bệnh hiểm nghèo.

The Star: Chứng bất lực.

The Moon: Chứng kinh hãi vô cớ. Chứng tâm lý thất thường (R.).

The World: Tê liệt (R.)

Six of Wands: Chứng lo âu (R.).

Seven of Wands: Chứng lo lắng thái quá (R.)

Ten of Cups: Chứng buồn rầu kéo dài. (R.).

Five of Pentacles: các chứng rối loạn cơ thể (R.).

Nine of Pentacles: Chứng hoang tưởng (R.).

Ten of Pentacles: tử vong (R.).

Queen of Pentacles: chứng bệnh tật ốm đau

(R.).

Ace of Swords: Có thai và sinh con (R.)

Four of Swords: Cái chết (R.)

Five of Swords: Cái chết (R.)

Nine of Swords: Sẩy thai.

Ten of Swords: Cái chết tàn khốc.

Page of Swords: Sự bệnh hoạn (tâm thần) (R.).

Knight of Swords: Cái chết (nhưng chỉ khi liên kết với các lá khác về chết chóc).

Queen of Swords: Chứng vô sinh.

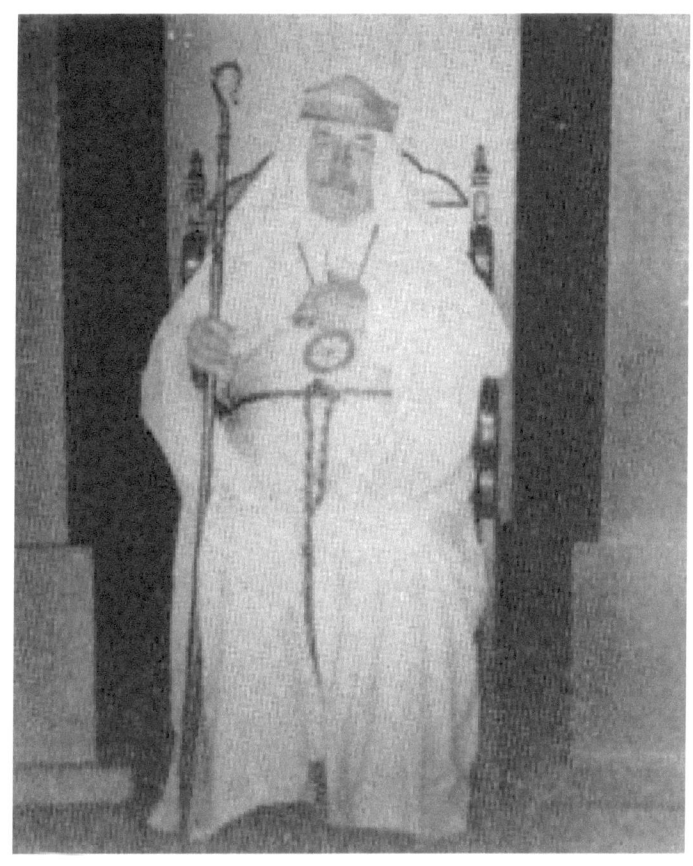

A.E. Waite

(theo tư liệu cổ)

Phương Pháp II: Chỉ dẫn của S.McGregors Mathers

Sau đây là một số chỉ dẫn được tôi trích lọc lại từ các sách của Mathers có liên quan đến các chứng bệnh tật được ông nói đến rải rác các nơi, (R.) là nghĩa ngược của lá bài:

The Foolish Man: Ngốc nghếch bẩm sinh

The Juggler: chứng bất an ý chí

Strength, or **Fortitude**: chứng kiệt sức (R.)

The Hermit: Chứng lo lắng quá mức (R.)

The Hanged Man: Chứng tự sát (R.)

Death: Chứng tự sát, tai nạn chết người

The Devil: tử nạn

Seven of Sceptres (***Seven of Wands***): Chứng lo lắng thái quá (R.)

Nine of Sceptres (***Nine of Wands***): Chứng không thỏa mãn (R.)

Knave of Sceptres (***Page of Wands***): Chứng lo lắng thái quá. Lo lắng."

Deuce of Cups (***Two of Cups***): Chứng ham muốn quá mức (R.)

Four of Cups: Chứng buồn chán.

Deuce of Pentacles (***Two of Pentacles***): chứng bồn chồn bất an.

Six of Pentacles: Chứng ham muốn tình dục thái quá (R.)

Seven of Pentacles: Chứng sợ hãi vô cớ (R.)

Four of Swords: Chứng cô đơn cô độc

Five of Swords: Cái chết.

Eight of Swords: Bệnh tật hoặc tai nạn.

Nine of Swords: Chứng lo sợ hoang mang (R.)

King of Swords: Chứng tâm lý tàn bạo (động kinh hay tâm thần vận động)

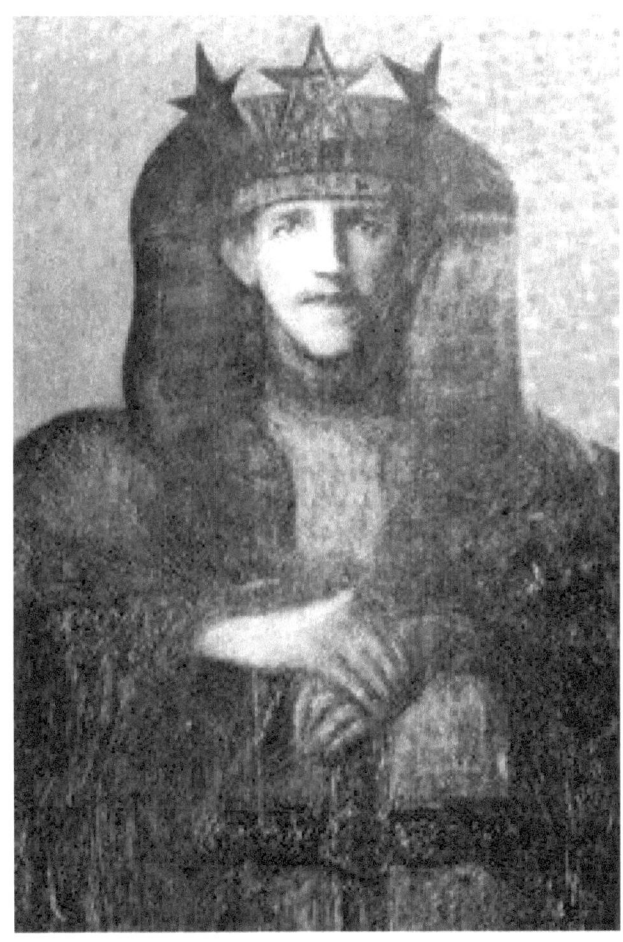

Samuel Liddell MacGregor Mathers
(theo tư liệu cổ)

Phương Pháp III: Chỉ dẫn của Etteilla

Chúng ta thực ra không có nhiều tư liệu lắm về Etteilla. Sau đây là một số chỉ dẫn mà tôi tìm thấy trong di cảo của ông hoặc từ di cảo của người khác nói về cách ông xem tarot:

The Fool: Bệnh điên loạn

The Magician: Ốm đau, bị bệnh (R.)

Death: Cái chết (vật lý)

The Moon: Tinh thần không ổn định (R.)

Ace of Wands: sinh nở

Five of Pentacles: Chứng hoang dâm (R.)

Seven of Pentacles: Chứng lo sợ vô cớ (R.)

Ace of Swords: Chứng mang thai (R.)

Chúng ta được biết là các học trò của ông (và học trò của học trò của ông), đặc biệt là Julia Osini có để lại một cuốn sách, sau đó A.E. Waite có sử dụng nền tảng này.

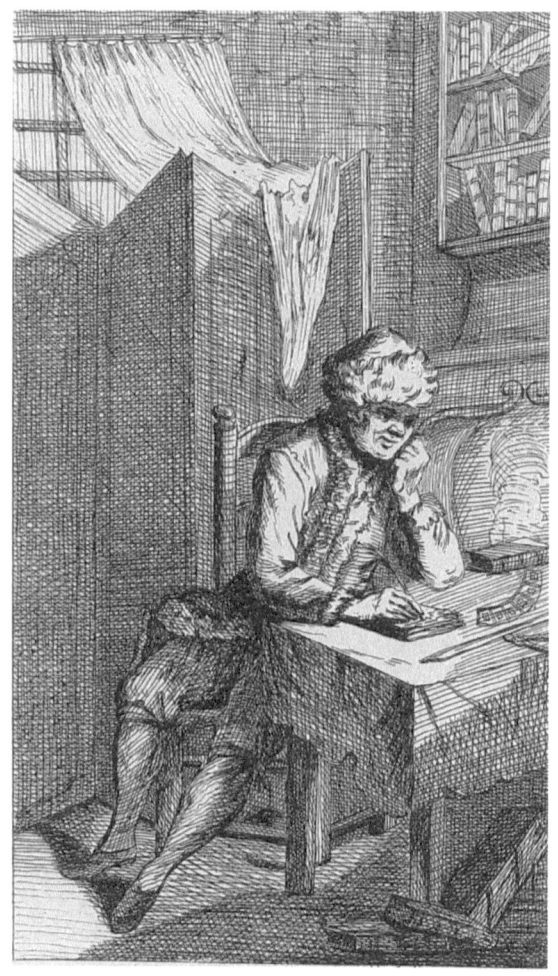

Etteilla

(theo một tư liệu cổ)

Phương Pháp IV: Chỉ dẫn của Paul Foster Case

Sau đây là một số chỉ dẫn được tôi trích lọc lại từ các sách của Paul Foster Case có liên quan đến các chứng bệnh tật được ông nói đến rải rác các nơi, chú ý là nghĩa ngược (R.) trong Paul Foster Case ám chỉ nghĩa tiêu cực chứ không chỉ nghĩa lá bài ngược.

The Fool: Chứng điên loạn.

The Empress: Sự sinh con. Chứng nghiện nhục dục (R.)

The Hermit: Nguy cơ lâm bệnh (R.)

Justice: Tâm lý bất ổn (R.)

Death: Cái chết

Devils: Chứng nô lệ (nhục dâm, BDSM).

Two of Wands: Chứng hỗn loạn bất an (R.).

Five of Wands: Chứng tâm thần bạo lực (R.).

Eight of Wands: Chứng tâm thần bạo lực (R.).

Two of Cups: Tinh thần bất ổn định (R.)

Three of Cups: Chứng nghiện tình dục (R.)

Six of Cups: Đột tử do nước, thuốc độc hoặc thuốc gây tê, gây mê (R.)

Eight of Cups: Cảm xúc đột ngột bất thường (R.)

Ten of Cups: Nghiện ngập và say xỉn (chứng nghiện rượu). (R.)

Queen of Pentacles: Chứng đồng tính giả (R.)

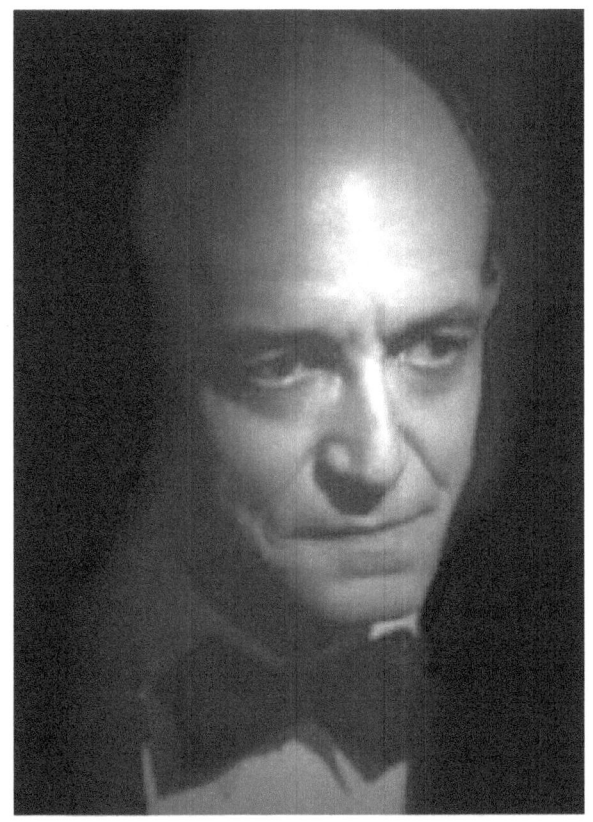

Paul Foster Case

(Theo tư liệu cổ)

Phương Pháp V: Chỉ dẫn của Dr. Papus

Sau đây là một số chỉ dẫn được tôi trích lọc lại từ các sách của Dr. Papus có liên quan đến các chứng bệnh tật được ông nói đến, không có nhiều dữ kiện về chủ đề này:

The Fool: Chứng điên loạn

The Hanged Man: Tự tử

Death: Cái chết

Devils: Ốm đau

Nine of Cups: Sinh con.

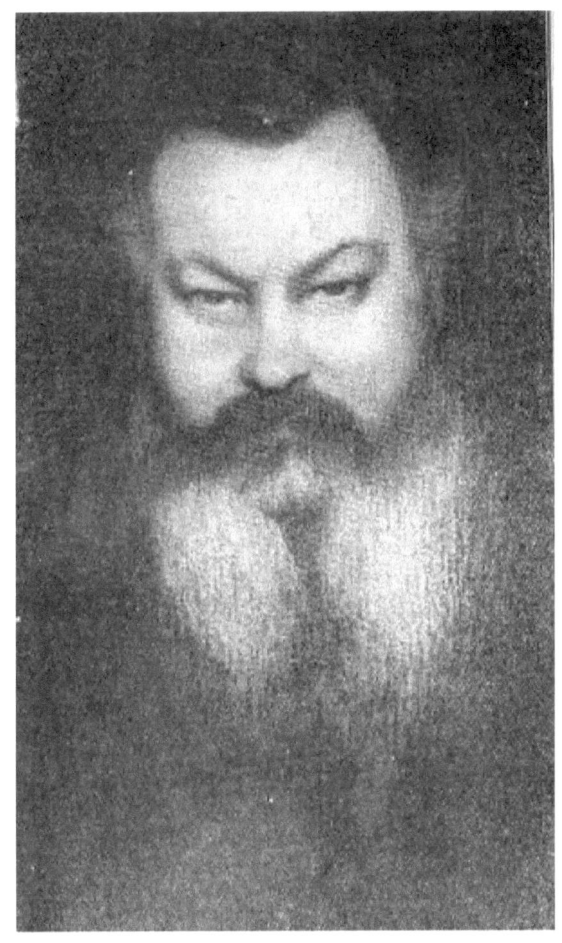

Dr. Papus

(Theo một tư liệu cổ)

Trải Bài Sử Dụng

Phương pháp này nên được sử dụng lồng ghép trong trải bài cụ thể nào đó, hoặc kiểu tự do. Phương pháp chỉ nên sử dụng liên kết nhiều lá bài cho trải bài tổng cục.

CHƯƠNG III

PHƯƠNG PHÁP DỰ ĐOÁN THEO NHÂN ẢNH

Nguyên Lý

Phương pháp nhân dạng theo nhân ảnh ra đời khá muộn, được áp dụng tương đối rộng rãi. Phương pháp này tìm kiếm sự tương đồng nhất định hoạt cảnh và hình ảnh nhân vật trong lá bài để dự đoán bệnh tật thực tế của người hỏi, chủ yếu dựa trên chi tiết thể hiện và mối liên hệ với hoạt cảnh thực tế. Các biểu tượng trong lá bài cũng được coi như các chỉ dẫn phụ giúp tìm ra bệnh tật ẩn giấu hay tai nạn có thể xảy ra. Biểu tượng này có thể xuất hiện trên các chi tiết nhỏ nhặt lẫn các ý nghĩa chung thể hiện trên hình ảnh của lá bài mang đến. Phương pháp này thuộc về sự nhận diện hỗn hợp các yếu tố cũng như trí tưởng tượng đủ lớn để tạo nên mối quan hệ giữa hình ảnh và ý nghĩa lá bài.

BỘ ẨN CHÍNH (MAJOR ARCANA)

0 – The Fool:

Hình ảnh tiêu biểu của lá bài thường là hình một chàng trai trẻ đang lang thang trên đường, bên tay là một cành hoa hồng, tay còn lại mang tay nảy. Dáng đi thong thả đùa bỡn, không mục đích. Lá bài này thường ám chỉ một trạng thái lưng chừng không quyết đoán, hoặc trạng thái đổi chiều một cách vô định dù có lúc là không ý thức.

Biểu tượng: tai nạn do té núi, bị động vật hoang dã tấn công; tổn thương do gậy hoặc vật dài; đau ở vai, cánh tay, bắp đùi; đau ở dương vật; bệnh tâm thần, chứng bệnh gây buồn vui lẫn lộn.

1 - The Magician:

Hình ảnh chủ đạo của lá bài này là một người trong vai trò nhà ma thuật, tay cầm các dụng cụ ma thuật đang biểu diễn hoặc thực hiện các trò phù phép. Tay và trên bàn thường cầm bốn vật dụng gậy, kiếm, tiền, ly đại diện cho bốn mặt của con người: quyền lực, sức mạnh, tiền bạc, tình cảm. Có đôi khi hình ảnh vô cực cũng xuất hiện trên đầu của nhân vật, hoặc tay nhân vật cầm một gậy phép giơ cao. Nhân vật đứng thẳng hoặc trong tư thế sẵn sàng, mặt tự tin và đầy ý chí.

Biểu tượng: tại nạn do dụng cụ nhọn như

dao, gậy nhọn; đau ở tay trái hoặc đỉnh đầu; bị rắn cắn; chứng hoang tưởng.

2- The High Priestess

Hình ảnh chủ đạo của là một người nữ tu đang ngồi tĩnh tại, bản thân người này là kẻ nắm giữ những tri thức huyền bí, vừa là kẻ canh giữ ngôi đền tri thức thiêng liêng. Người nữ tu ngồi giữa hai cây cột đen trắng đại diện cho ánh sáng và bóng tối, phía sau lưng là bức màn có vẽ hình cây sự sống. Trên tay của người nữ tu có cầm một cuộn sách mở hé ra một nửa, tượng trưng cho những tri thức công truyền lẫn bí truyền. Trên đầu nữ tu là vương miện của nữ thần Isis. Mặt trăng dưới chân nữ tu đại diện cho sự trong sáng, lòng khoan dung, tiềm thức.

Biểu tượng: tai nạn do ngộp nước; đau ở tai, bụng hoặc chân trái; chứng loạn tri và chứng tự kỉ.

3- The Empress

Lá bài diễn tả một người phụ nữ xinh đẹp với mái tóc vàng rực rỡ. Bà ta đại diện cho nữ tính, sự cao quý, sự sáng tạo. Xung quanh bà là dòng suối uốn quanh, rừng cây tươi tốt, cánh đồng vàng đang vào mùa thu hoạch. Đại diện lần lượt cho cảm xúc, bí ẩn, sự sinh sôi nảy nở. Bên dưới vương tọa mà bà đang ngồi, có biểu tượng cho nữ giới trong sinh học, đồng thời cũng là biểu tượng của sao kim trong chiêm tinh học.

Biểu tượng: tai nạn do dị ứng thực vật; gai của thực vật gây đau đớn; đau ở hông, lưng và cánh tay phải; chứng nghiện tình dục và chứng thai giả; chứng béo phì.

4- The Emperor

Lá bài miêu tả một người đàn ông đầy uy quyền đang ngồi trên vương tọa bằng đá. Ở đó có chạm khắc hình dáng của chiếc đầu cừu đực, đại diện cho chòm sao Bạch Dương. Nếu như lá hoàng hậu đại diện cho nữ tính, thì lá hoàng đế đại diện cho nam tính. Dòng sông chảy sau lưng vươn tọa, uốn quanh những rặng núi đá là sự đại diện cho những cảm xúc, tình cảm sâu kín được che dấu. Còn những rặng núi lại đại diện cho sự kiên trì, quả quyết, đôi khi là cố chấp. Trên tay ông cầm cây vương trượng và quả cầu vàng là những vật đại diện cho quyền uy của chính bản thân hoàng đế trong vương quốc của mình.

Biểu tượng: tai nạn do bàn ghế; bệnh văn phòng; bị vật nặng kim loại đè trúng; tai nạn do chiến đấu; bị động vật có sừng gây thương tích; chứng hoang tưởng quyền lực.

5 - The Hierophant

Lá bài miêu tả một vị đại trưởng lão đang

một tay niết ấn, một tay cầm thần trượng. Hai mắt đầy uy nghiêm đang nhìn về phía trước. Ngài ngồi trong một ngôi đền, trên ngai thiêng, bên dưới có hai tín đồ đang thành khẩn lắng nghe những điều mà ông rao giảng. Trên đầu ngài có vương miện ba tầng, hai chiếc khóa vắt chéo đại diện cho tinh thần và trí tuệ, và ngài là người nắm giữ chìa khóa để mở ra cánh cửa nối giữa thiên quốc và nhân gian. Cây thần trượng của ngài có ba tầng, đại diện cho cha, con, thánh thần.

Biểu tượng: đau ở cổ tai; tai nạn do thực hành nghi lễ thờ phụng, ví dụ như va chạm do đi hành hương đông người; chứng ám ảnh tôn giáo.

6- The Lover

Lá bài mô tả một vị thiên thần có cánh ẩn nửa thân trong mây đang kết nối một người phụ nữ và một người đàn ông. Vị thiên thần đại diện cho sự thăng hoa thánh khiết thiêng liêng, còn người đàn ông và người phụ nữ lại đại diện cho khía cạnh bình phàm, bản năng trong tình yêu. Vị thiên thần nhắm mắt lại, bởi vì những điều tốt đẹp không phải nhìn bằng mắt mà phải dùng tim để cảm nhận. Phía sau lưng người đàn ông là một cái cây giống như những ngọn lửa, nó chính là cây sự sống (Tree of life). Trong khi cây trí tuệ (Tree of knowledge), được rắn quấn quanh đứng sau người phụ nữ, con rắn mang trên mình hàm ý về sự thông thái tiềm ẩn cũng như ẩn ý về sự sa ngã trong câu chuyện của Adam và Eva.

Biểu tượng: bị sốt hay nóng cơ thể; bị rắn cắn hay các động vật bò sát; bệnh tình dục hay lây truyền do tình dục; trầm cảm do vấn đề tình cảm hoặc chia ly.

7 - The Chariot

Lá bài miêu tả một người đàn ông trưởng thành đứng trong một cỗ xe bằng đá được kéo bởi hai con nhân sư. Người đàn ông như đứng xoay mặt lại với thành phố sau lưng, hình ảnh này thể hiện sức mạnh ý chí đối với những rào cản luật lệ lỗi thời trong xã hội. Anh ta không phải là kẻ nổi loạn, mà là người không bị những thói thường ảnh hưởng.

Biểu tượng: tai nạn do phương tiện di chuyển; tai nạn do ám sát ám hại; đau ở bả vai; chứng sợ tốc độ; chứng sợ dị thể.

8 – Strength

Lá bài mô tả một người phụ nữ đang nhắm mắt cầm chắc miệng con sư tử có vẻ hung dữ. Lưỡi con sư tử vàng thè ra ngoài. Trên đầu người phụ nữ áo trắng này có biểu tượng vô cực đã từng xuất hiện trong lá magician. Người phụ nữ đại diện cho phần người, tính thiện trong con người, còn con sư tử vàng lại đại diện cho bản năng, tính ác. Kẻ thù lớn nhất của con người chính là bản thân chúng ta.

Biểu tượng: bị tai nạn bởi động vật bốn chân; bị tai nạn xây dựng (nghĩa cổ); đau ở bàn tay và ngón tay; chứng ám ảnh sợ động vật; chứng loạn thần kích động; các chứng bệnh lây lan từ động vật bốn chân.

9 - The Hermit

Lá bài miêu tả hình ảnh cụ già một tay cầm trượng, một tay cầm đèn. Hai mắt cụ già đang nhắm lại. Đây là lá bài mang tên " ẩn sĩ", tượng trưng cho sự thấu suốt những điều bên ngoài, và chuẩn bị cho hành trình khám phá phần bên trong sâu thẳm của con người. Ngọn đèn mà vị ẩn sĩ đứng trên ngọn núi tuyết thắp lên tượng trưng cho trí tuệ, bên trong ngọn đèn có hình ảnh ngôi sao sáu cánh, là ấn triện của vua Solomon. Cây trượng tượng trưng cho những gì còn sót lại của con đường tìm kiếm chân lý, sự phúc lạc bên trong.

Biểu tượng: đau ở lưng và eo; chứng mù lòa; bệnh tật tuổi già; chứng đau khớp; chứng trầm cảm do đơn độc.

10 - The Wheel Of Fortune

Lá bài được miêu tả với khá nhiều biểu tượng, đầu tiên là một thiên thần, một con sư tử, một con bò, một con đại bàng, tất cả đều có cánh sau lưng là đại diện cho bốn vị thánh viết bốn cuốn Phúc Âm trong Thiên Chúa Giáo. Cuốn sách trên tay của bốn vị là sách của trí tuệ. Trên bánh xe số phận, có con rắn, là Set - ác thần hủy diệt vũ trụ trong thần thoại Ai Cập đang theo bánh xe đi xuống, người đầu chó, là

Anubis - thần bảo hộ cho người chết đang theo bánh xe đi lên. Nằm ở vị trí trên cùng là con nhân sư (có người cho rằng đại diện cho thần Horus - thần hồi sinh), là kẻ canh giữ những bí mật của sự sống.

Biểu tượng: tai nạn do động vật hoang dã cắn; bị vật nhọn như kiếm đâm phải; chứng ảo tượng; bị chết hoặc chết não; các chứng bệnh lây lan bởi động vật có cánh.

11 – Justice

Lá bài miêu tả một người phụ nữ nghiêm nghị đang cầm trên tay một chiếc cân và thanh gươm. Phía sau lưng bà là hai cây cột có tấm màn che. Bà đại diện cho nữ thần công lý trong truyền thuyết. Nếu như nữ thần công lý bịt mắt thì sau lưng người phụ nữ này có tấm màn che, có nghĩa là quyết định của con người này là một quyết định công tâm, không bị yếu tố ngoại cảnh làm ảnh hưởng. Chiếc cân là hình tượng chòm Thiên Bình cũng đồng thời đại diện cho sự công bằng. Thanh gươm đại diện cho lực lượng, sức mạnh để bảo vệ chính nghĩa, đồng thời trừng phạt tội ác.

Biểu tượng: tai nạn khi đi công tác; bị vật nhọn như kiếm đâm phải; chứng trầm cảm do bất đồng ý kiến.

12 - The Hanged Man

Lá bài thường miêu tả một người đàn ông bị treo ngược trên giá. Hình ảnh này gợi nhớ đến hình tượng thần Odin treo ngược mình trên cây thế giới (Yggdrasil) để đốn ngộ. Cây thế giới bén rễ trong âm phủ (tiềm thức), mọc xuyên qua cõi (ý thức) và vươn đến thiên đàng (siêu thức). Sắc mặt của người đàn ông bị treo ngược không hề có vẻ xấu xa, tà ác mà nó thể hiện sự bình tĩnh, tự tại. Vầng sáng đằng sau đầu của người này thể hiện cho ngọn lửa trí tuệ chiếu sáng những vùng tăm tối của tâm hồn.

Biểu tượng: tai nạn do dây thừng; tự tử bằng cách treo cổ; bị thương do vướng víu; các bệnh gây ngộp thở, tắc cổ.

13 – Death

Lá bài thường được miêu tả với một bộ xương mặc giáp đang ngồi trên con ngựa trắng, bên dưới là xác của vị vua, trước mặt là vị giáo hoàng chắp tay nhìn thẳng, bên cạnh là một người trinh nữ đang quỳ cùng với một đứa trẻ đang chắp tay dâng hoa. Ánh bình minh đang lóe dần lên ở phía xa, bên kia là dòng sông chảy uốn quanh. Màu đen của bộ giáp đại diện cho bóng đêm. Cái chết cưỡi con ngựa trắng, màu trắng đại diện cho sự trong sạch cũng như hư vô.

Biểu tượng: cái chết, chết do vật sắt nhọn bằng kim loại; cái chết được báo trước; bệnh tật đột ngột; bệnh vô phương cứu chữa.

14 – Temperance

Lá bài thường được miêu tả với hình ảnh một thiên thần đang nhắm mắt, có hai cánh, trên tay cầm hai chiếc cốc. Trên đầu người là biểu tượng của mặt trời, hàm cho sự soi sáng. Đôi cánh đại diện cho tri thức, hai chiếc cốc đại diện cho vô thức và ý thức, dòng nước chảy từ thấp lên cao, tượng trưng cho khả năng kiểm soát một cách tinh diệu. Một chân thiên thần đứng trên mặt đất, một chân để vào dưới mặt nước. Mặt đất đại diện cho thế giới thực tại còn nước lại đại diện cho tiềm thức bí ẩn.

Biểu tượng: ngộ độc, hay trúng chất độc; chứng nghiện rượu, đau đầu hoặc có khối u ở não; chấn thương não; dị ứng hoặc triệu chứng dị ứng; bệnh về phổi hoặc chứng về phổi; bệnh lây lan từ động vật có cánh như gà, thiên nga, hay chim chóc.

15 - The Devil

Lá bài thường được miêu tả với hình ảnh một kẻ đuôi dài đầu sừng chân dê, được lấy hình tượng từ quỷ vương Baphomet, một tay kẻ này đưa lên trời có biểu tượng của sao thổ, một vì sao báo hiệu xui xẻo, một tay cầm đuốt đốt lên ngọn lửa của người nam. Bên dưới bệ đá, là một nam một nữ lõa lồ, trên cổ quấn hai sợi xích dường như có thể tháo ra bất cứ lúc nào. Ngôi sao ngược trên trán của devil đại diện cho những ma thuật hắc ám, đôi cánh dơi đại diện cho những suy tưởng đen tối.

Biểu tượng: chứng bệnh liên quan đến tình dục, các bệnh tình dục; chứng nghiện tình dục; chứng phô dâm, lõa thể; chứng ái vật hoặc quan hệ tình dục với động vật; quan hệ theo nhóm; các chứng bệnh lây lan do loài dơi, dê hoặc các động vật biểu tượng của bahomet.

16 - The Tower

Lá bài miêu tả một tòa tháp đang bốc cháy, sét trên trời đang đánh xuống. Có hai người từ bên trong tòa tháp tẩu thoát ra ngoài, họ đang rơi xuống, mà bên dưới là vách đá cheo leo. Hình ảnh tòa tháp gợi nhắc đến của Babel, tòa tháp thể hiện tham vọng muốn chạm tới thiên đường. Còn sấm sét từ trên trời giáng xuống ở khía cạnh thứ nhất là sự trừng phạt tẩy rửa những xấu xa tăm tối trong tòa tháp, ở khía cạnh thứ hai, chính là sự đốn ngộ trong tâm thức, phá hủy tất cả để tái tạo lại tất cả. Hai kẻ tẩu thoát khỏi tòa tháp, rơi ngược người, thể hiện sự bất lực, không còn có thể kiểm soát những gì xảy ra với bản thân.

Biểu tượng: bị phỏng hay tác động bởi lửa; bị sét đánh hay điện giật; té từ lầu cao hay các vị trí trên cao rơi xuống; nguy hiểm do trên cao hay tai nạn do trèo cao.

17 - The Star

Nếu như Temperance trang nghiêm giữ hai chiếc cốc cùng với nước một cách cân bằng, thì người trinh nữ trong lá bài star cầm hai chiếc bình để cho nước chảy một cách tự do. Cung hoàng đạo đại diện cho lá bài là cung bảo bình, hồ nước lớn tượng trưng cho phần vô thức, năm nhánh nước nhỏ là năm giác quan của con người. Con chim đậu sau lưng nàng là con cò quăm, đại diện cho thần Thoth, là vị thần của trí tuệ, phép thuật và thường được miêu tả có chiếc đầu cò quăm. Thoth là người ghi chép, biên soạn tài liệu ở thế giới ngầm cũng như ghi lại những phán quyết ở cổng Maat.

Biểu tượng: ngộ độc; nước uống hay sinh hoạt bị nhiễm khuẩn; bệnh về da hay da liễu; bệnh tật lây lan do ký sinh trùng; bệnh lây lan do chim cò hay các động vật bay theo mùa.

17 - The Moon

Hình ảnh một mặt trăng khuyết có mặt người đang nhắm mắt nằm trong một mặt trăng tròn đang treo hờ hững giữa trời đêm. Bên dưới là một con chó và một con sói đang nhìn lên ánh trăng. Đại diện cho những phần nguyên thủy, bản năng nhất của nòi người. Từ đáy nước, con tôm đang từ từ trồi lên. Nó đại diện cho những nỗi sợ hãi cổ xưa nhất của loài người. Mà chỉ dưới ánh trăng đầy huyễn hoặc chúng ta mới có thể nhìn thấy nó.

Biểu tượng: dị ứng ăn thịt như tôm, chó, ...; bị nhiễm vi sinh do ăn thịt động vật; chứng mất ngủ kinh niên; hiện tượng nhạy cảm tiếng ồn.

19 - The Sun

Nếu những vì sao là hi vọng, ánh trăng là huyễn hoặc thì mặt trời lại đại diện cho ánh sáng của hiện thực, chân lý. Sau khi dấn thân vào bóng tối, tinh thần bắt đầu tỏa sáng. Lá bài miêu tả biểu tượng một mặt trời trên cao, đang tỏa ra những luồng sáng thẳng cong khác nhau, bên dưới là một đứa trẻ thơ đang cưỡi con ngựa mà chẳng yên hay dây cương. Tượng trưng cho ý thức tự do như một đứa trẻ trên con ngựa là những gì bản năng nhất. Đứa trẻ chẳng hề mặc chi, tượng trưng cho sự rũ bỏ hết quần danh áo lợi để rồi chỉ còn lại một đôi mắt trẻ thơ đẹp ngời nhìn thấu mọi thứ trên đường trần.

Biểu tượng: hiện tượng thiếu năng; chứng tăng động; vết thương gây ra cho chơi đùa; té ngựa hay vật cỡi; dị ứng theo mùa; cảm nắng và các chứng đi gió.

20 – Judgement

Lá bài miêu tả hình ảnh của ngày phán xét cuối cùng, khi mà tiếng kèn của vị thiên thần từ trên tầng mây vang lên, thì loài người, già trẻ trai gái đều từ trong quan tài bật dậy để đón nhận sự phán xét. Vị thiên thần trong lá bài là Gabriel. Là tổng lãnh thiên thần của sự phục sinh và truyền tin. Ba người khỏa thân bên dưới tượng trưng cho sự hợp nhất các trải nghiệm về tinh thần để sẵn sàng đón nhận sự Thiên Khải.

Biểu tượng: hiện tượng da tím tái do lạnh, nhiễm ngấm nước hoặc trong môi trường khắc nghiệt; hiện tượng chết não hay sống thực vật; chứng mộng du hoặc vô tri giác, hiện tượng ảo thanh.

21 - The World

Các biểu tượng hình ảnh ở bốn góc lá bài

The World cũng đã từng xuất hiện trong lá The Wheel of Fortune. Đầu tiên là một thiên thần, một con sư tử, một con bò, một con đại bàng, tất cả đều có cánh sau lưng là đại diện cho bốn vị thánh viết bốn cuốn Phúc Âm trong Thiên Chúa Giáo. Đồng thời tượng trưng cho bốn cung hoàng đạo Sư tử, Kim ngưu, Bảo Bình, và Bọ Cạp. Hình ảnh người đang phiêu hốt giữa hư không đại diện cho tinh thần đã đốn ngộ, tìm thấy được sự phúc lạc tự bên trong. Hai dải khăn màu đỏ tượng trưng cho luân xa gốc trong biểu tượng Kundalini. Màu xanh của nguyệt quế biểu trưng cây đời xanh tươi. Màu tím của dải lụa là màu của sự tin tưởng, tự tri.

Biểu tượng: chứng nhập đồng; ảo giác do dùng ma dược hay ngộ độc thuốc; sử dụng các dược liệu kích thích hay gây ảo giác; các hiện tượng tâm linh gây ảo giác khác.

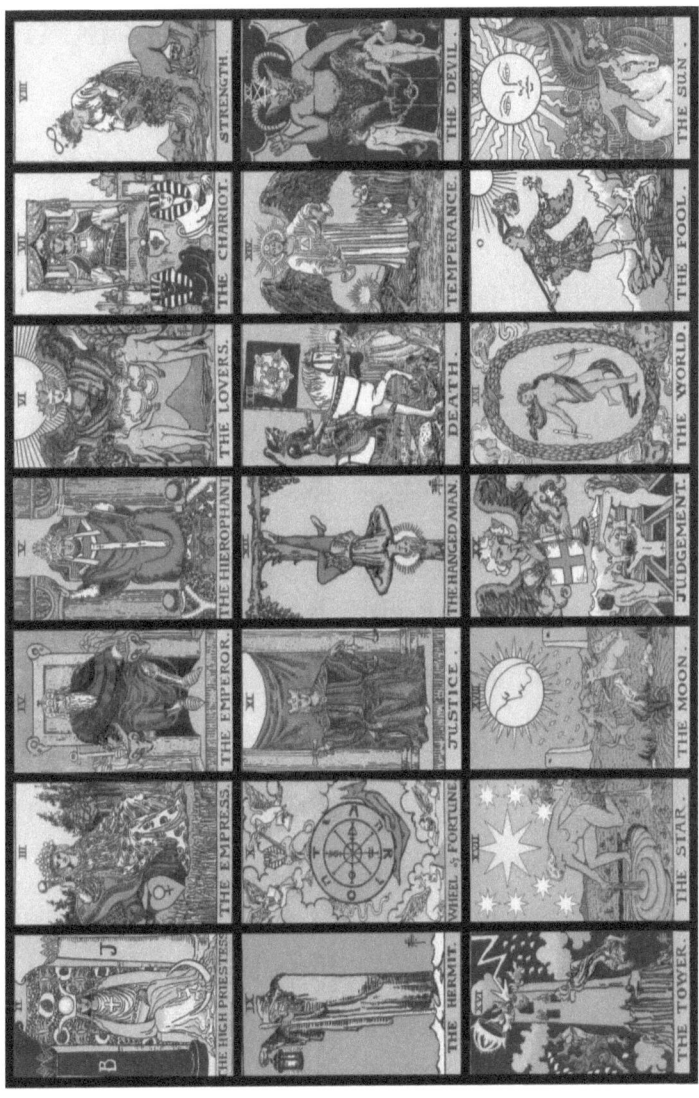

ẨN PHỤ (MINOR ARCANA) – BỘ GẬY (WAND SUIT)

Ace Of Wands

Hình ảnh tiêu biểu của lá bài thường là hình ảnh bàn tay nắm chặt một cây gậy, trên đó các nhánh cây đang sinh nổi nảy nở. Bàn tay thường được bao quanh bởi mây. Hình ảnh nền thường là hình ảnh dòng suối hoặc mảng đất màu mỡ, hoặc hình ảnh thể hiện sự trù phú. Tư tưởng chính của lá bài đề cập đến sự sinh nở, sự giàu có sung túc về mặt dân số và thu hoạch, kết quả và sự thừa kế, dòng dõi và nguồn gốc cũng là những mô tả chính của lá bài.

Biểu tượng: các chứng bệnh về bàn tay, tổn thương do các vật có dạng gậy hoặc cây dài.

Two Of Wands

Hình ảnh tiêu biểu của lá bài thường là một người lãnh chúa quan sát lãnh thổ của bản thân. Các chi tiết biểu thị sự hùng mạnh của đế chế được thể hiện rõ trên tay cầm: bản đồ, trái cầu, gậy quyền lực, phục sức ... Gương mặt lộ vẻ thõa mãn lại vừa đáng sợ. Người lãnh chúa có thể cầm một gậy, hoặc không cầm gậy nào. Tư thế thông thường là đứng, thể sự sự chủ động.

Biểu tượng: chứng trầm cảm do xa quê; hiện tượng trầm mặc hoặc tránh tiếp xúc; chứng sợ độ cao; chứng sợ di chuyển hay đi xa; té hay trượt chân nơi khu vực thành phố.

Three Of Wands

Hình tượng người đàn ông đứng trên đỉnh đồi nhìn ra khung cảnh xa xa chính là sự phát triển đi lên từ lá hai gậy. Người đàn ông đã nắm chắc lấy cây gậy để đi con đường của mình, thể hiện sự quyết chí. Dòng sông và con thuyền đại diện cho sự dịch chuyển, thành công. Những núi đồi trập trùng trước mắt thể hiện cho những khó khăn mà ông ta phải chinh phục để đạt được thành công.

Biểu tượng: trầm cảm do cô độc; hiện tượng tránh né đám đông; chứng sợ đám đông; các vết thương do gậy hay vật gỗ dài gây ra; tai nạn do trượt chân hay té trong khu vực vắng người.

Four Of Wands

Hình ảnh tiêu biểu của lá bài thường là bốn cây gậy được cắm thẳng trên mặt đất, phía trên treo vòng hoa tạo thành một cái cổng. Hai người phụ nữ nâng bó hoa lên cao, vẫy chào. Phía sau là hình ảnh một lâu đài, hay dinh thự cũ.

Biểu tượng: tai nạn trong các đám tiệc hay lễ hội; chứng cuồng loạn; chứng rối loạn lưỡng cực; ngộ độc hay các chứng do ăn uống gây ra; các chứng nghiện.

Five Of Wands

Lá bài diễn tả hình ảnh những người đàn ông ăn mặc áo quần sặc sỡ khác nhau. Có vẻ như họ đang giơ những cây gậy lên hệt như đang lao vào cuộc chiến. Nhưng nếu chú ý kỹ hơn, thì dường như họ đang đưa những cây gậy lên cao hay về những phương hướng khác một cách hỗn loạn. Bộ quần áo sặc sỡ khác nhau của những người đàn ông này đại diện cho những ý kiến, tư tưởng trái ngược nhau. Trong khi đó những chiếc gậy lại đại diện cho hành động, công việc mà họ phải hợp sức lại để giải quyết.

Biểu tượng: tai nạn do đánh nhau; chứng cuồng nộ; đa chấn thương; chứng rối loạn kiểm soát thể bạo lực.

Six Of Wands

Hình ảnh tiêu biểu của lá bài thường là một người đàn ông mạnh mẽ, thường còn trẻ, vẻ mặt tự tin đang ngồi trên ngựa diễu hành qua các con phố. Bê cạnh là đoàn tùy tùng được phục sức trang trọng đi theo. Người trên ngựa lẫn tùy tùng đều cầm theo gậy dựng đứng. Gậy của người trên ngựa được trang hoàng lộng lẫy.

Biểu tượng: trọng thương do đánh nhau; tử thương do nhiều vết thương, đa chấn thương; tai nạn do gậy gộc gây ra.

Seven Of Wands

Hình ảnh tiêu biểu của lá bài thường là một người đàn ông cầm gậy chống lại 6 gậy của người khác. Hình ảnh 6 gậy đôi khi không có người cụ thể mà đôi khi chỉ thấy hình ảnh 6 gậy tượng trưng. Người đàn ông đánh trả quyết liệt với vẻ mặt cương quyết cương quyết. Vị trí của người đàn ông trên đồi hay đôi khi được vẽ trên mỏm đá ở vị trí trên cao, và đắc địa. Lá bài có tư tưởng chung liên quan đến sự tranh đoạt, xung đột lợi ích và nhấn mạnh đến lòng dũng cảm, sự cương quyết.

Biểu tượng: tai nạn do đánh nhau gây ra; tai nạn cho chông hay bẫy sẵn; bị các cọc nhọn đâm phải hoặc do các đầu nhọn số lượng lớn gây ra; chứng rối loạn kiểm soát bốc đồng.

Eight Of Wands

Lá bài mô tả hình ảnh tám cây gậy đang bay trên bầu trời một cách tự do, với tốc độ rất nhanh không gì cản phá được. Trên thân của những cây gậy có những cành lá và chồi, đại biểu cho sự phát triển, sự sống. Bầu trời màu xanh biển đại diện cho những yếu tố thuận lợi do số phận đưa lại. Dòng sông chảy ngang qua cánh đồng, đại diện cho sự luân chuyển, những ngọn đồi xa xa màu xanh tươi đại diện cho những thành quả về vật chất.

Biểu tượng: không có bệnh tật gì.

Nine Of Wands

Hình ảnh tiêu biểu của lá bài thường là một người đàn ông đứng hay ngồi canh gác, tay cầm một cây gậy, vẻ mặt căng thẳng và thận trọng, sẵn sàng chiến đấu bất kỳ lúc nào, sau lưng là một hàng rào gậy được bố trí cẩn thận.

Biểu tượng: bị thương ở đầu; trầm cảm do áp lực công việc; đau ở lưng hay thoát vị đĩa đệm; tai nạn do hàng rào hay các vật chướng ngại.

Ten Of Wands

Lá bài miêu tả hình ảnh một người đàn ông đang ôm một bó gậy lớn. Việc này dường như quá sức với ông, vì đám gậy quá nhiều, quá cao, và chúng đang che khuất tầm nhìn của ông. Tuy nhiên, trước mặt của ông là căn nhà và những cảnh quang khác. Các hình ảnh này tượng trưng cho những thành quả mà người đàn ông này sẽ đạt được.

Biểu tượng: đau lưng hay cột sống; chứng lưng tôm; khó khăn đi đứng hay không vững; rối loạn về trí nhớ; chứng không nhớ đường đi .

Page Of Wands

Lá bài miêu tả hình ảnh một người trẻ tuổi ăn vận áo quần với những màu sắc tươi sáng. Trên tay người này cầm một chiếc gậy đưa lên cao khỏi mặt đất, vẻ mặt đang chăm chú quan sát. Xung quanh là những núi đồi hoang vu trên nền đất màu đỏ gạch, phía xa là bầu trời màu thiên thanh. Chiếc nón có gắn thêm lông đỏ đại diện cho sự linh hoạt trong suy nghĩ. Trên áo của người này có họa tiết của Salamander, linh hồn và cũng thời là sinh vật bảo trợ của lửa. Nó thường sinh sống tại các miệng núi lửa.

Biểu tượng: chứng tự kỷ; chứng ảo giác tự nói chuyện; các chứng bệnh do đi gió; chứng rối loạn nghi thức cảm nhận khứu giác.

Knight Of Wands

Hình ảnh tiêu biểu của lá bài thường là một người đàn ông trẻ tay cầm một cây gậy, quay về phía trái. Ông cưỡi con ngựa đang phi nước đại về phía trước, vượt qua núi và các kim tự tháp. Vẻ mặt của ông không mang thông điệp hiếu chiến.

Biểu tượng: tai nạn do ngã ngựa, hoặc do tương tác động vật; các chứng bệnh lây lan trong không khí; chứng nghiện hoạt động; chứng hưng cảm tâm thần.

Queen Of Wands

Lá bài diễn tả hình ảnh một người phụ nữ vận áo vàng, một tay cầm gậy một tay cầm hoa hướng dương. Bà đang ngồi trên chiếc ngai được chạm khắc những biểu tượng về sư tử, hoa hướng dương. Bên dưới chân bà là một con mèo đen. Những màu sắc rực rỡ, hoa hướng dương đại diện cho tính cách nồng nhiệt, sự sáng tạo cũng như sự ấm áp. Biểu tượng mèo đen lại là một biểu tượng cổ xưa của nữ tính. Biểu tượng sư tử đại diện cho sức mạnh lẫn tham vọng, vừa đồng thời liên hệ với cảm giác và xúc cảm.

Biểu tượng: chứng dị ứng thực vật theo mùa hay dị ứng theo mùa; tai nạn do các động vật nuôi trong nhà; các chứng bệnh lây lan do vật nuôi trong nhà; chứng trầm cảm rối loạn phân biệt cảm xúc.

King Of Wands

Là bài mô tả hình ảnh một người đàn ông đang cầm một cây gậy đang ra lá trên tay. Ông ngồi trên vương tọa có chạm khắc hình ảnh sư tử, và con thằn lằn lửa đang cắn đuôi của mình. Mái tóc đỏ cùng với tấm áo đỏ thể hiện sự hướng ngoại, nhiệt tình, năng động trong tính cách của ông. Vương miện trên đầu ông có hình dạng tựa như những ngọn lửa. Con thằn lằn cắn vào đuôi mình đại diện cho Salamander, linh hồn của lửa. Hình ảnh cắn đuôi thể hiện sự luân chuyển không ngừng trong tâm trí người đàn ông này.

Biểu tượng: bệnh gây ra do động vật bò sát hay máu lạnh cắn hay chích; bệnh lây lan do động vật bò sát hay máu lạnh gây ra; chứng rối loạn dị dạng cơ thể.

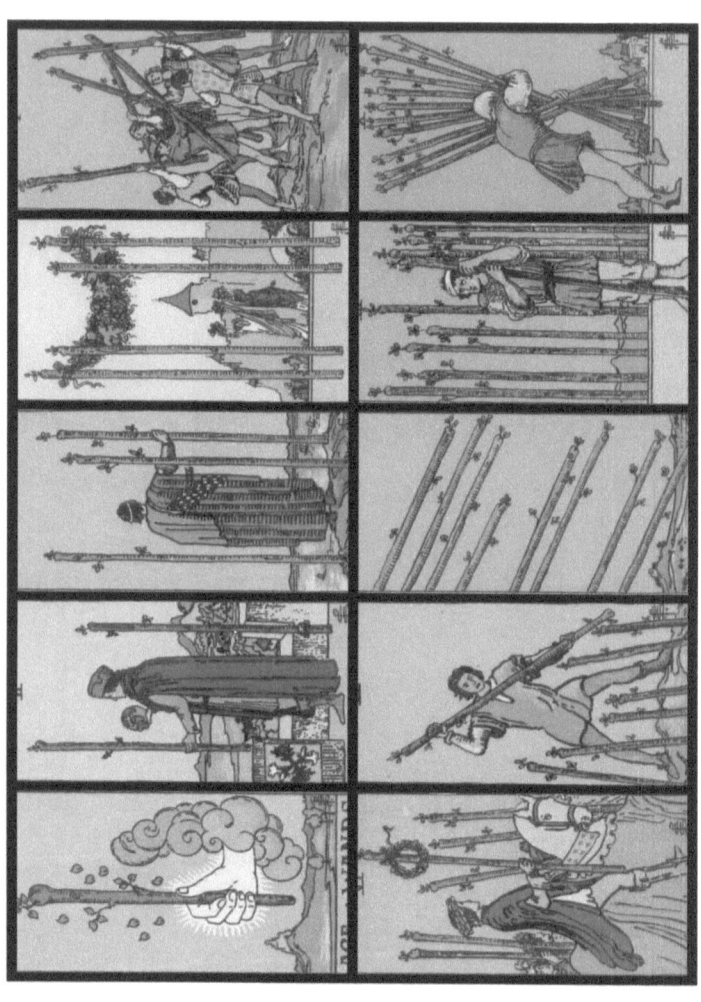

ẨN PHỤ (MINOR ARCANA) – BỘ CỐC (CUP SUIT)

Ace Of Cup

Lá bài thể hiện hình ảnh một bàn tay của thiên thần từ trong mây đưa ra đang nâng lấy cái cúp. Con chim bồ câu đang ngậm đồng xu có hình chữ thập hướng xuống chiếc cốc. Từ trong cốc có năm dòng nước chảy ngược ra ngoài. Bên dưới là hồ nước với hoa sen đang nở. Lá bài đại diện cho sự khởi đầu của tình cảm, cảm xúc.

Biểu tượng: các chứng bệnh lây lan do nước bẩn; các chứng gây ra do ô nhiễm nước sinh hoạt; các bệnh lây lan do chim chóc; chứng do ngộ độc thực phẩm.

Two Of Cups

Lá bài mô tả hình ảnh một người con trai trẻ cùng với một người trinh nữ đang trao cho nhau hai chiếc cúp. Treo lờ lững giữa không trung là cây trượng có hai con rắn của thần Hermes (Caduceus of Hermes), song ở giữa lại là một cái đầu của con sư tử màu đỏ có hai cánh. Đằng xa là ngôi nhà ẩn khuất sau những hàng cây xanh tươi. Hình ảnh con sư tử nằm trên cây gậy đôi khi còn gợi đến hình ảnh của vị thánh Aion.

Biểu tượng: các chứng do ngộ độc thuốc hoặc sử dụng thuốc quá liều; các chứng do rối loạn ăn uống.

Three Of Cups

Hình ảnh tiêu biểu của lá bài thường là sự chúc tụng trong buổi tiệc. Mỗi người tham gia buổi tiệc trong sự hứng khởi vì hoàn thành vấn đề. Thường là hình ảnh ba người khác nhau, trong ba bộ đồ khác nhau cùng vui vẻ đại diện cho ba yếu tố.

Biểu tượng: chứng rối loạn cuồng ăn; chứng ăn vô độ tâm thần; chứng bệnh lây lan do dùng chung đồ ăn và thức uống; chứng rối loạn hưng cảm loạn thần.

Four of cups

Lá bài thường miêu tả hình ảnh một chàng trai trẻ đang ngồi tựa vào gốc cây lớn trên triền đồi. Hai tay chàng khoanh lại, trước mặt là một bàn tay từ trong đám mây đang đưa lại cho chàng một chiếc cúp. Xa hơn một chút, là ba chiếc cúp đang xếp thành hàng. Hình ảnh lá bài làm ta gợi nhớ đến hình ảnh những vị ẩn sĩ.

Biểu tượng: chứng bệnh gây ra do chứng chán ăn; rối loạn né tránh thức ăn; trầm cảm và rối loạn khí sắc.

Five Of Cups

Lá bài thường một khung cảnh u ám, có người đàn ông đang che khuất gần hết mặt mình trong tấm áo choàng màu đen. Bên dưới chân người này là ba chiếc cúp đã đổ, chỉ còn lại hai chiếc. Trước mặt ông là một con sông ngăn cách ông với tòa lâu đài phía trước. Con cầu bắt ngang dòng sông tượng trưng cho lối thoát cho những đau khổ của người đàn ông để bắt đầu tiếp chặn đường.

Biểu tượng: chứng trầm cảm do đơn độc, chứng ám ảnh sợ xã hội; trầm cảm điển hình rối loạn đơn cực; rối loạn chán ăn do tâm lý; trầm cảm thất vọng.

Six Of Cups

Hình ảnh tiêu biểu của lá bài thường là hình

ảnh bé gái quay mặt về phía phải, trong một khu vườn cũ, đầy hồi ức. Các cốc được xếp đầy hoa đẹp như những hồi niệm đẹp của quá khứ. Em bé nhìn vừa hạnh phúc vừa tiếc nuối những cái đã qua.

Biểu tượng: chứng ấu dâm; chứng rối loạn nhân cách ranh giới; rối loạn nhân cách né tránh hoặc phụ thuộc.

Seven Of Cups

Lá bài diễn tả hình ảnh một người đàn ông đang đứng trước bảy chiếc cốc trôi nổi trước mặt mình. Mỗi chiếc cốc đều chứa đựng mỗi thứ khác nhau. Chúng có thể đại diện cho thành công, danh vọng, sự hiểm độc, giả trá, nguy hiểm ..v.v. Và quan trọng hơn, người đàn ông vẫn chưa rõ phía sau những chiếc cốc là điều gì đang chờ đợi vì có một màn sương mù đang che khuất mọi thứ. Màn sương này chính sự mơ mộng, huyễn hoặc đang phủ lên tâm trí của người đàn ông.

Biểu tượng: chứng ảo giác; rối loạn phân ly, chứng hoang tưởng và chứng ảo thanh; chứng ngộ độc hoặc các loại bò sát như rắn cắn; đau ở đầu, đỉnh đầu hay xay sát vùng đầu; tai nạn do dị vật trang sức; chứng mù lòa; chứng đa nhân cách.

Eight Of Cups

Hình ảnh tiêu biểu của lá bài thường là một người đàn ông chán nản, thối lui từ bỏ tám chiếc cốc đang ở sau lưng mình để tiến về phía sa mạc và núi. Dáng điệu riệu rã, mệt mỏi chứng tỏ ông đã cố gắng hết sức trong thời gian trước, nhưng không đạt được kết quả gì.

Biểu tượng: bệnh tật do già cả; các chứng bệnh phải dùng gậy như gãy chân, đau lưng…;

tai nạn do đi chuyển vùng bất lợi; chứng mất ngủ kinh niên; chứng mất ngủ người già.

Nine Of Cups

Lá bài một tả hình ảnh một người đàn ông béo tốt đang ngồi khoan tay trên một cái ghế gỗ hình chữ nhật. Sau lưng ông là một cái bàn lớn hình bán nguyệt được phủ bởi một tấm vải màu xanh thẫm. Trên đó là những chiếc cốc lớn. Trang phục của ông cho thấy đây là một người thành công, hạnh phúc, sung túc. Chiếc nón màu đỏ tượng trưng dục vọng, tham lam đang tiềm tàng bên trong của người đàn ông này. Chín chiếc cốc, nằm sau lưng ông ta nhưng ông ta xoay lưng lại, và không hề chọn lựa bất cứ chiếc nào.

Biểu tượng: chứng ám ảnh cưỡng chế như ám ảnh nghi thức; ám ảnh ngăn nắp, ám ảnh sạch sẽ; hội chứng cảm nhận khứu giác; các chứng bệnh liên quan đến công việc văn phòng như trĩ, thoát vị đĩa đệm.

Ten Of Cups

Lá bài được diễn tả bằng nhiều màu sắc tươi sáng. Trong đó có hình ảnh một đôi vợ chồng đang ôm nhau cùng nhìn ngắm về phía trước. Bên cạnh là hình ảnh một đôi trẻ nhỏ còn mải mê nhảy múa vui chơi. Đằng xa xa là ngôi nhà, tượng trưng cho những thành quả, sự bảo vệ dành cho con người. Những đứa trẻ đại diện cho lời thề nguyện, tinh thần, sự khởi đầu mới. Cầu vồng đại diện cho một dấu hiện thiêng liêng, điềm báo may mắn trong nhiều tôn giáo trên thế giới.

Biểu tượng: chứng ảo tượng; chứng ảo thanh; loạn thần do chất gây nghiện, loạn thần do rượu; rối loạn hưng trầm cảm.

Page Of Cups

Hình ảnh tiêu biểu của lá bài thường là một chàng trai trẻ đang ngắm nhìn một con cá trong cái cốc nước phía tay phải. Vẻ mặt của chàng trai vừa yêu thích vừa ý đồ. Tư thế của chàng trai không vững chắc, và đầy tự mãn.

Biểu tượng: các chứng ám ảnh cưỡng chế về sạch sẽ; chứng sợ cá hay động vật có vảy; chứng ám ảnh các đồ hình lặp lại; chứng dị ứng cá biển.

Knight Of Cups

Lá bài mô tả một chàng hiệp sĩ đang cưỡi con ngựa trắng chậm rãi bước tới. Trên đầu chàng đội chiếc mũ kim loại, và dưới chân mang đôi giày kim loại, điểm giống nhau ở đây là điều có biểu tượng đôi cách, một tượng trưng của thần Hermes. Trên áo chàng là hình ảnh những con cá màu đỏ, trước mặt chàng là một dòng sông nhỏ đang uốn khúc chảy. Xa xa hơn nữa, là những đồi núi trập trùng tiếp nối nhau, tất cả chúng đều có màu đỏ thẫm.

Biểu tượng: chứng dị ứng cá biển; tai nạn do ngựa; chứng đuối nước; tai nạn do giáp hay kim loại; một số chứng do dị ứng nước.

Queen Of Cups

Lá bài thường được miêu tả với hình ảnh một người phụ nữ trưởng thành đang ngồi mơ màng bên cạnh bờ biển. Tay phải đang nâng chiếc cốc với hình dáng lạ thường với hình ảnh của hai thiên thần, một cách nhẹ nhàng. Tay trái lại chạm nhẹ vào chiếc cốc. Trên đầu của bà đội một chiếc vương miện màu vàng, được chạm khắc tinh tế. Trên ngai thiêng bằng đá, được chạm khắc những hình ảnh của các vị tiên biển - Siren, những tạo vật quyến rũ, nguy hiểm trong thần thoại. Dưới chân bà, là những viên đá sặc sỡ đầy sắc màu. Xa xa là mỏm núi đá nhô ra gần biển khơi.

Biểu tượng: chứng ngộp nước; tai nạn đi biển như đuối nước; chứng về mũi như mất khứu giác; dị ứng mùi hương; các chứng dị ứng đồ biển như sò ốc; một số chứng bệnh của nghề đi biển.

King Of Cups

Hình ảnh tiêu biểu của lá bài thường là người vị vua ngồi trên ngai vàng trên biển. Tay cầm vương trượng, tay kia cầm cốc nước. Mặt hướng về phía phải, sắc sảo và suy tính. Sau lưng là hình ảnh con tàu rượt đuổi cùng cá heo. Lá bài lấy ý tưởng về sự trách nhiệm, sự ràng buộc chặt chẽ giữa cá nhân, hoặc sự phụ thuộc, yêu sách. Lá bài đặc trưng riêng về những cá nhân liên quan đến khoa học và các ngành kỹ thuật.

Biểu tượng: chứng say sóng; chứng sợ nước hoặc sợ tắm; chứng yêu cá thái quá; chứng nghiện ăn đồ hải sản.

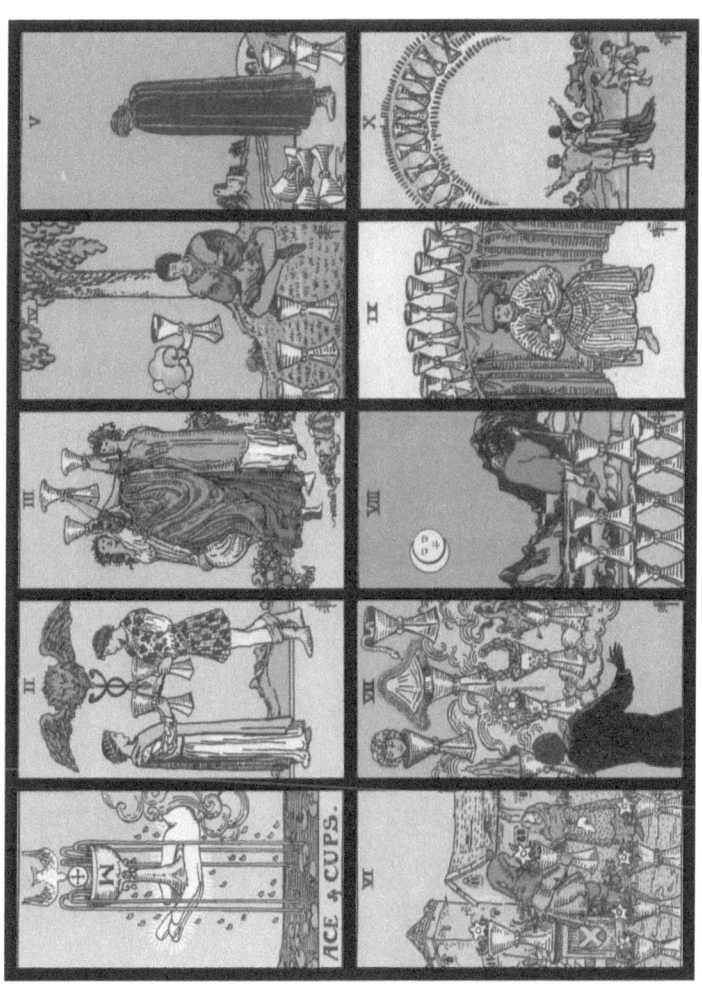

ẨN PHỤ (MINOR ARCANA) – BỘ TIỀN (PENTACLE SUIT)

Ace Of Pentacle

Lá bài mô tả hình ảnh một bàn tay lớn từ trong đám mây đang đưa ra, nâng đồng tiền lớn trên đó có khắc biểu tượng của ngôi sao năm cánh (một số quan niệm cho rằng đây là một cái đĩa kim loại, hay một chiếc bùa sử dụng trong giả kim, hoặc môn huyền học khác). Bên dưới là một khu vườn có rất nhiều hoa lily trắng, xung quanh là một hàng rào được trồng bằng hoa hồng đỏ, có một chiếc cổng vòm dẫn về phía xa xa có những núi đồi trùng điệp nhấp nhô.

Biểu tượng: hiện tượng thay đổi sắt tố da; các bệnh gây ra đổi màu da; dị ứng thực vật; dị ứng kim loại.

Two Of Pentacles

Lá bài mô tả hình ảnh một người đàn ông trẻ đang giữa hai đồng tiền trong tay tạo nên hình ảnh của biểu tượng vô cực đang luân chuyển theo hai đồng tiền trên tay của ông. Tuy nhiên, người đàn ông đang ở trong trạng thái bấp bênh, không hề vững vàng. Phía sau lưng, là biển cả đang nổi sóng. Con thuyền ngoài xa đang nhấp nhô theo từng đợt sóng dữ.

Biểu tượng: hiện tượng say xe và say sóng; các chứng bệnh liên quan đến thăng bằng; các bệnh cơ xương; chứng vẹo cột sống hoặc dị tật về tư thế.

Three Of Pentacles

Hình ảnh tiêu biểu của lá bài thường là hình ảnh một nhóm bao gồm một người mang hình ảnh kiến trúc sư hoặc thợ nề, còn lại là các quý tộc và giới tu sĩ đang chiêm ngắm và bàn thảo kế hoạch. Hình ảnh cổng vòm hoặc công trình gợi ý đến một công việc khó khăn, và người thợ đạt đến trình độ thạo việc.

Biểu tượng: chứng bệnh lây nhiễm do đông người ở chỗ kín gió; các bệnh liên quan đến nghề nghiệp xây dựng như thợ xây, kiến trúc sư … cá biệt, mang hàm nghĩa treo cổ; hói và các chứng về lông tóc.

Four Of Pentacles

Lá bài thường được diễn tả với hình ảnh một người đàn ông đang ngồi trên một chiếc ngai bằng đá, tượng trưng cho vị trí, thành quả hiện tại. Và ông ta ngồi xoay lưng lại với thành phố phía sau. Bốn đồng tiền, một trên vương miện, một được ôm trong lòng, hai ở bên dưới chân. Thần sắc trên khuôn mặt ông diễn tả, dường như ông cho đây là tất cả những gì mình có. Tấm áo màu tím sẫm trên người biểu trưng cho một niềm tin sâu sắc vào điều ông đang tin. Thành phố sau lưng, đại diện cho năng lượng, tư tưởng, sự bảo vệ, di sản thừa kế.

Biểu tượng: chứng bại liệt; chứng liệt nửa người hoặc hạn chế chức năng đi lại; các bệnh về xương khớp gây ra đi chuyển khó khăn (ở mức nặng); bệnh đau ở đầu, cổ tay, cổ chân và bàn tay, bàn chân.

Five Of Pentacles

Hình ảnh tiêu biểu của lá bài thường là hình ảnh hai hay ba người đi trong thời tuyết, áo quần sộc sệch, cùng khổ. Các nhân vật thường diễn tả thành một gia đình thiếu thốn đang cần sự giúp đỡ. Nhà Tư Tưởng thường có vẻ mặt đau khổ, chán chường và mệt mỏi.

Biểu tượng: chứng bại liệt chân; chứng xương thủy tinh; chứng trúng lạnh hay cóng da; chứng bệnh hay tai nạn ở đầu.

Six Of Pentacles

Lá bài diễn tả hình ảnh một người thương nhân giàu có, khoát trên mình một tấm áo màu đỏ. Trong tay là một chiếc cân vàng, một tay còn lại ông đang phân phát tiền bạc cho những người bần cùng, khốn khó. Hình ảnh bàn tay gợi nhớ đến ý nghĩa của sức mạnh, sự bảo vệ, còn chiếc cân lại nhắc đến sự cân bằng.

Biểu tượng: chứng rối loạn tích trữ; các chứng ám ảnh nghi thức liên quan đến việc quản lý đồ vật; chứng ám ảnh thứ tự hoặc ám ảnh đếm số; một số chứng lo âu lan tỏa do tài sản; chứng rối loạn cảm xúc lưỡng cực hoang phí.

Seven Of Pentacles

Lá bài thường được diễn tả với hình ảnh một chàng nông dân trẻ đang cầm chiếc cuốc. Anh ta đã trải qua một thời gian lao động vất vả, và giờ đang nhìn ngắm thành quả của bản thân, đồng thời chờ đợi ngày thu hoạch. Bụi cây xanh tươi, với những đồng tiền, đại diện cho những thành công về khía cạnh vật chất.

Biểu tượng: chứng bệnh liên quan đến nghề nghiệp nông dân hay làm nông; chứng bệnh dị ứng liên quan đến trái cây; chứng trầm cảm do công việc.

Eight Of Pentacles

Hình ảnh tiêu biểu của lá bài thường là một người thợ thủ công đang ngồi chế tác đá. Vẻ mặt trầm tĩnh, nhẫn nại và cẩn thận. Ông làm việc từng chút một cách kỹ lưỡng và tinh tế.

Người kinh doanh cần đến sự tinh tế, tham vọng và sự nhẫn nại, nó đề cập đến cả sự khôn ngoan, xảo quyệt và các mưu đồ lớn.

Biểu tượng: chứng bệnh liên quan đến nghề nghiệp trong công nghiệp và tiểu thủ công nghiệp; tai nạn do các dụng cụ hay thiết bị công nghiệp; chứng lao lực quá độ.

Nine Of Pentacles

Lá bài thường được mô tả với hình ảnh một người phụ nữ cao sang đi dạo trong vườn nho trù phú của mình. Trên người cô vận y phục thướt tha, trong tay cô có một con chim ưng đang đội chiếc mũ trùm đầu. Dưới chân của cô là một con ốc sên đang bò quanh. Những hình ảnh này diễn tả về sự tự chủ tài chính, sung túc, thỏa mãn bản thân.

Biểu tượng: hiện tượng đa nhân cách; các

chứng bệnh lây lan do gia cầm; chứng nghiện rượu; chứng trầm cảm cách ly xã hội; tâm thần phân liệt; tâm thần giảm biểu lộ; rối loạn phân ly không chiếm hữu; chứng đa nhân dạng.

Ten Of Pentacles

Lá bài diễn tả về hình ảnh một cụ già đáng kính đang ngồi nghỉ ngơi sau cánh cổng tò vò. Ở phía sau, là hình ảnh những người thành niên trong gia đình, trong tay đang dẫn một em bé. Trên tay người đàn ông cầm chiếc cuốc, người phụ nữ cầm chiếc khiên hình như một đồng tiền lớn. Hai con chó trung thành đang làm bạn với cụ già. Trên mình ông khoát chiếc áo choàng được thiêu dệt bằng những biểu tượng huyền bí, đại diện cho tri thức uyên thâm.

Biểu tượng: các chứng bệnh trưởng giả do cuộc sống quá sung túc (mỡ trong máu; ăn uống quá độ); các chứng bệnh liên quan hay lây lan do chó mèo; chứng nghiện rượu và chất kích thích; các chứng bệnh người già.

Page Of Pentacles

Hình ảnh tiêu biểu của lá bài thường là một người đàn ông trẻ nhìn vào một đồng xu hay cái đĩa vàng nằm ở hai tay về phía trái. Đôi mắt chăm chú nhìn vào đồng tiền như đang suy ngẫm điều gì đó. Gương mặt xúc động lẫn ngạc nhiên, như thể đồng tiền không phải của anh ta, tức đến bất ngờ, không dự định hay báo trước, những phần tiền từ trên trời rơi xuống.

Biểu tượng: các chứng bệnh trầm cảm do cô độc; các đa nhân dạng hình thái chiếm hữu; rối loạn khả năng suy nghĩ; các bệnh nhiễm kim loại nặng; dị ứng do đeo các đồ kim loại; hội chứng tích trữ tiền bạc.

Knight of Pentacles

Lá bài diễn tả hình ảnh một người kị sĩ đang cưỡi trên một con ngựa đen. Trên tay ông một đồng tiền lớn, hình ảnh kị sĩ trong lá bài đang đứng yên, nhìn ngắm về phía cánh đồng đã được lên luống mới. Tấm vải màu đỏ đại diện cho tinh thần, nội tâm bên trong của ông. Con ngựa mà ông đang cưỡi được liên kết với yếu tố lửa, sức mạnh, nhiệt huyết. Những cành lá xanh trên mũ của ông, cũng như trên đầu con ngựa cho thấy về sự quan tâm yêu thương, nhân từ bác ái với người khác.

Biểu tượng: hội chứng rối loạn nhân dạng phân ly hình thái không chiếm hữu; các chứng quên phân ly; các tai nạn do vật kim loại hay khối tròn; các chứng nóng sốt; trầm cảm cách ly xã hội.

Queen Of Pentacles

Lá bài thường miêu tả một người phụ nữ lớn

tuổi đang ngồi bình lặng trên chiếc ngai bằng đá. Một nửa mặt bà bị bóng tối che khuất, bàn tay bà đang ôm một đồng tiền lớn. Trên ngai đá chạm khắc những thiên thần, hoa quả, và chiếc đầu dê tượng trưng cho cung Ma Kết. Những hoa cỏ sinh sôi nảy nở xung quanh bà. Con thỏ màu đỏ chạy ngang qua tượng trưng cho sự dịu dàng, khả năng sinh sản, dẻo dai, nhanh nhạy, màu đỏ đại diện cho nguồn năng dồi dào.

Biểu tượng: Chứng hoang tưởng; chứng rối loạn nhân cách phân ly thể chiếm hữu; hiện tượng bị nhập; chứng ái vật; chứng quên phân ly; chứng ám ảnh sợ khoảng trống.

King Of Pentacles

Hình ảnh tiêu biểu của lá bài thường là một người đàn ông có khuôn mặt tối, mặt đăm chiêu do dự. Ông ngồi trên ngai vàng có biểu tượng con bò, tay cầm một đĩa hay đồng tiền vàng cùng sự toan tính chủ đích về tài sản, khôn ngoan khi tính toán nhưng đôi khi quá đà trở thành sự tham lam và xấu xa.

Biểu tượng: chứng hoang tưởng do rượu và chất thức thần; rối loạn ám ảnh sợ đặc hiệu; hiện tưởng nhập hồn hay ám ảnh nhập hồn; các rối loạn tâm thần khác liên quan tâm linh.

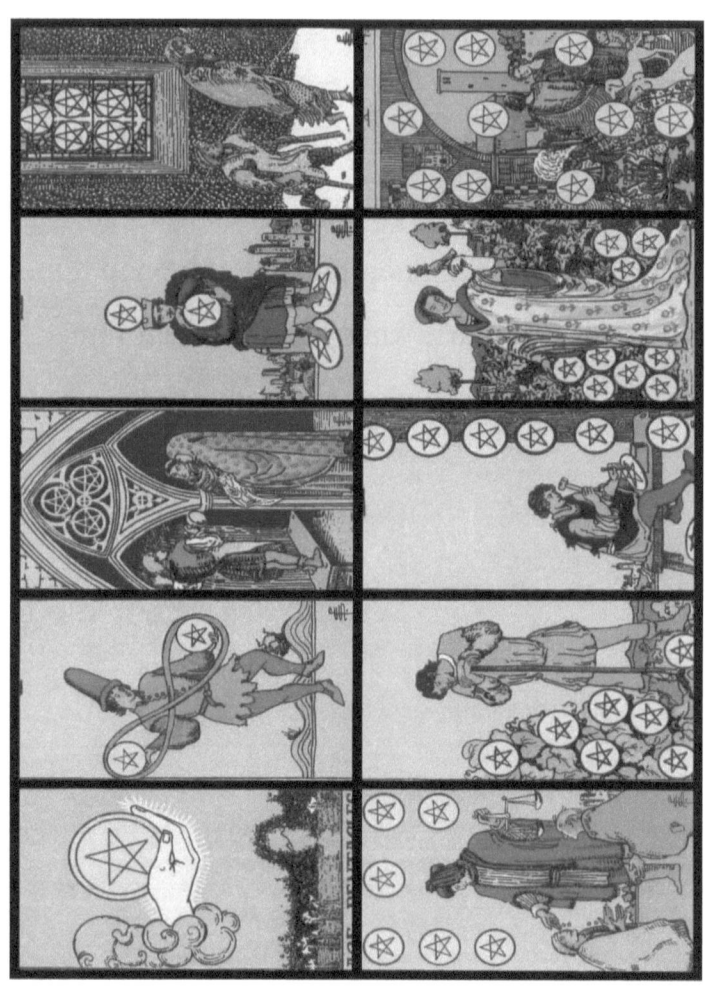

ẨN PHỤ (MINOR ARCANA) – BỘ KIẾM (SWORD SUIT)

Ace Of Sword

Lá bài thường được miêu tả với hình ảnh bàn tay của một thiên thần đưa ra nắm lấy thanh kiếm thánh, trên đó có những nhánh cây cùng với một chiếc vương miệng bằng vàng.Những đồi núi xa xa có màu xám xịt. Những ánh vàng đang rơi có hình dạng giống kí tự Yoh trong cổ ngữ Do Thái, sáu cánh vàng rơi tượng trưng cho sáu ngày sáng tạo thế giới trong sáng thế ký.

Biểu tượng: các vết thương do vật bén nhọn lên da; vết thương hở da thịt; hiện tượng cụt chi do tai nạn; tai nạn do vật sắt nhọn.

Two Of Swords

Lá bài thường được miêu tả với hình ảnh một người phụ nữ mặt áo trắng, đang ngồi trên bệ đá xoay lưng lại với biển cả phía sau. Hai tay cô đặt chéo hai thanh gươm dài ngang với vai. Trên mặt cô, hai mắt được bít bằng một tấm vải trắng. Nếu như gươm đại diện cho lý trí, suy nghĩ, thì mặt nước đằng sau lưng cô đại diện cho nội tâm sâu thẳm, các dải đá nhấp nhô tượng trưng cho những vấn đề mà cô gái đang phải đối mặt để đưa ra quyết định.

Biểu tượng: chứng mù mắt; chứng mộng du hay chứng quên phân ly; các chứng rối loạn khả năng suy nghĩ; rối loạn cảm xúc lưỡng cực.

Three Of Swords

Hình ảnh tiêu biểu của lá bài thường là một trái tim bị đâm xuyên bởi ba cây kiếm. Đây có thể nói là hình ảnh biểu tượng duy nhất của bộ bài. Lá này có nội dung chính là sự phân chia, tha hóa về tinh thần, sự rối loạn hay mất mát của tâm hồn.

Biểu tượng: các chứng bệnh về tim mạch; chứng ngưng tim; đau tim đột ngột.

Four Of Swords

Lá bài thường được miêu tả với hình ảnh của một hầm mộ châu âu cổ xưa. Trong đó có một pho tượng của một kị sĩ được tạc trên quan quách của ông. Bức tượng nằm trong tư thế nhắm mắt và đang cầu nguyện. Trên tường có treo ba thanh gươm, bên vách áo quan đá là một thanh gươm nữa. Trên cửa ô là một bức tranh bằng kính màu vẽ về đề tài trong kinh thánh về Đức Mẹ, hoặc một vị thánh mẫu và một đứa trẻ.

Biểu tượng: chứng liệt nửa người; chứng tê liệt; tình trạng sống thực vật; chứng tâm thần vô cảm xúc; các chứng vôi hóa hay sừng hóa cơ thể; chứng rối loạn nhân cách thể ranh giới.

Five Of Swords

Hình ảnh tiêu biểu của lá bài thường là hình ảnh ba người đàn ông, một người nhìn theo hai người khác với dáng vẻ khinh bỉ. Hai người khác này đang rút lui và điệu bộ chán nản. Hai thanh kiếm của hai người này nằm vất vưởng trên mặt đất. Người đàn ông vác hai cây kiếm trên vai, một cây cầm trong tay, mũi kiếm chĩa xuống đất.

Biểu tượng: chứng trầm cảm; chứng rối loạn tâm trạng; chứng ám ảnh sợ xã hội, chứng ngại giao tiếp; tai nạn do đánh nhau bởi vật sắc nhọn.

Six Of Swords

Lá bài thường được miêu tả với hình ảnh một người lái đò đang chở hai mẹ con trên con đò có cắm sáu thanh gươm. Người phụ nữ trùm kín mình để che dấu sự sầu khổ của bản thân. Chiếc đò đi dọc con sông, bên tay chèo thuyền sóng cuồn cuộn, bên kia lại phẳng lặng. Những điều này thể hiện phản ứng của nội tâm bên trong khi những sự kiện mang tính chất của lá bài xảy đến. Mặt khác, con sông được thể hiện trong lá bài là con sông Styx, ranh giới giữa trần gian và âm phủ trong thần thoại Hi Lạp.

Biểu tượng: trầm cảm do xa xứ; chứng trầm cảm do không hòa hợp khu vực sống; tai nạn trên biển; hội chứng xa lánh xã hội; tai nạn do vật sắc nhọn gây ra; chứng rối loạn tự yêu bản thân.

Seven Of Swords

Hình ảnh tiêu biểu của lá bài thường là hình ảnh một người cầm năm cây kiếm trên tay, phía xa còn hai cây kiếm nữa, gần đó là một doanh trại. Người cầm kiếm dáng vẻ vội vàng hấp tấp, ngoái nhìn lại phía sau. Hai cây kiếm bỏ lại có thể do người vác kiếm không đủ khả năng hoặc không đủ thời gian để lấy toàn bộ.

Biểu tượng: rối loạn nhân cách chống xã hội thể ăn cắp vặt; các bệnh liên quan đến sống tập thể hay doanh trại; các bệnh liên quan đến nghề nghiệp nhà binh hay quân đội.

Eight Of Swords

Lá bài thường được miêu tả với hình ảnh một người con gái bị bịt mắt đang đứng yên giữa những thanh kiếm cắm xung quanh. Màu áo của cô có màu đỏ cam, ứng với cung song tử. Còn màu những thanh kiếm màu xanh lam, cùng với màu nước ứng với sao mộc. Trong sách của mình, Waite cũng hàm ý tình cảnh mà cô gái đang phải chịu đựng chỉ là tạm thời, chứ không phải sự trói buộc vĩnh cửu. Ngọn đồi màu xám tro, có tòa lâu đài mái đỏ tượng trưng cho những vấn đề thực tế mà cô gái trong lá bài cần phải đối mặt.

Biểu tượng: rối loạn nhân cách hoang tưởng thể nghi ngờ; rối loạn nhân cách né tránh; rối loạn nhân cách phụ thuộc thể phục tùng; chứng bệnh liên quan đến hơi thở và môi trường sống.

Nine Of Swords

Lá bài thường được miêu tả với hình ảnh một người phụ nữ đang bưng mặt khóc thảm thương. Chín thanh gươm đại diện cho sự phiền não, tuyệt vọng chắn ngang bên trong thẻ bài. Trên tấm chăn người phụ nữ đang đắp có những ô vuông hệt như một ma phương có các ô mang hình hoa hồng đỏ, một biểu tượng của hội thập tự hồng hoa, mặt khác lại mang tính tượng trưng cho lý trí trong giả kim học. Bên cạnh đó là các biểu tượng về các hành tinh, cung hoàng đạo trong chiêm tinh.

Biểu tượng: chứng mất ngủ do ám ảnh; rối loạn nhân cách ranh giới; rối loạn giả bệnh; các chứng đau đầu và đau nửa đầu; các rối loạn giấc ngủ khác.

Ten Of Swords

Hình ảnh tiêu biểu của lá bài thường là hình ảnh một người nằm sấp, bị đâm từ sau lưng bởi 10 thanh kiếm. Đây là hình ảnh chết chóc không thường thấy ở bộ bài. Dù vậy, lá bài không ám chỉ sự bội phản hay đâm sau lưng, mà chỉ đại diện chung cho sự đau khổ tột độ, phiền não và những lợi ích tạm thời, không vĩnh viễn và sớm mất đi.

Biểu tượng: tai nạn chết người; tai nạn do vật sắc nhọn hoặc do kim loại; đột tử hay lâm bệnh đột ngột; vết thương chí mạng khó hồi phục; đa chấn thương nặng.

Page Of Swords

Lá bài thường được miêu tả một người đàn ông trẻ đang đứng trên một mỏm đất, đang cầm thanh gươm đưa về phía bên phải. Đây là lá bài tương ứng với tính chất nguyên tố khí, vì vậy những hoạt cảnh đều tập trung diễn tả về tính chất của nguyên tố khí như những đám mây đang trôi, hay đàn chim mười con đang bay, cho đến mái tóc của người này đều đang có sự dịch chuyển theo hướng thổi của gió.

Biểu tượng: bệnh do đi gió; các bệnh lây lan trong không khí; tai nạn do vật sắc nhọn tự gây ra; các bệnh lây lan do chim hoang; các bệnh phổi.

Knight Of Swords

Lá bài thường được một tả với hình ảnh một

vị kỵ sĩ, cưỡi ngựa trắng, thân mặc áo choàng đỏ. Chàng đang giương cao thanh gươm, để lao vào một trận chiến phía trước để hủy diệt quân thù. Trên thân ngựa, các vật dụng đi kèm có kết hợp với hình ảnh của các loài chim cũng như bướm, thường đại diện cho nguyên tố khí, đồng thời thể hiện ý tưởng khao khát tự do. Màu trắng của ngựa, màu đỏ của áo choàng thể hiện ra hai mặt tính cách đối lập của chàng kỵ sĩ, nhiệt tình thông minh nhưng lại thiếu kiên định. Trong hoạt cảnh, chàng kỵ sĩ đang lao ngược với cơn gió đang thổi để tiến thẳng về phía trước.

Biểu tượng: tai nạn do tốc độ cao gây ra; đụng xe hay va chạm do di chuyển; bị chèn nén do vật kim loại; chứng rối loạn nhân cách phân liệt; tâm trạng lưỡng cực hỗn hợp; rối loạn lưỡng cực thể hoạt động tốc độ nhanh.

Queen Of Swords

Hình ảnh tiêu biểu của lá bài thường là một nữ hoàng ngồi nhìn về phía tay phải. Tay cầm một thanh kiếm dựng thẳng lên trời. Vẻ mặt nghiêm nghị, khắc khổ, và thoáng buồn. Nỗi buồn này không phải là nỗi buồn tức thời mà là sự rèn dũa từ rất nhiều nỗi buồn theo thời gian. Nỗi buồn này không còn sự xót thương hay đau đớn mà trở nên trầm tư hà khắc.

Biểu tượng: rối loạn cảm xúc thể hà khắc tư duy; chứng hưng cảm loạn thần; hiện tượng rối loạn nhân dạng phân ly siêu nhiên chiếm hữu; chứng trầm cảm thể độc đoán; các bệnh do ô nhiễm không khí.

King Of Swords

Lá bài thường được miêu tả với hình ảnh một người đàn ông quyết đoán đang ngồi trên chiếc ngai báu được chạm trổ những biểu tượng liên quan đến trí tuệ, công lý.Thanh gươm đưa lên cao thể hiện sự nghiêm khắc, quả quyết của ông. Nhưng chiếc vương miện lại có hình ảnh một thiên thần nhỏ thể hiện sự ái từ sâu thẳm bên trong của ông.

Biểu tượng: chứng rối loạn nhân cách ám ảnh nghi thức; chứng rối loạn tự yêu bản thân; các chứng bệnh liên quan đến không khí trong môi trường công việc; các chứng hưng cảm thể bốc đồng.

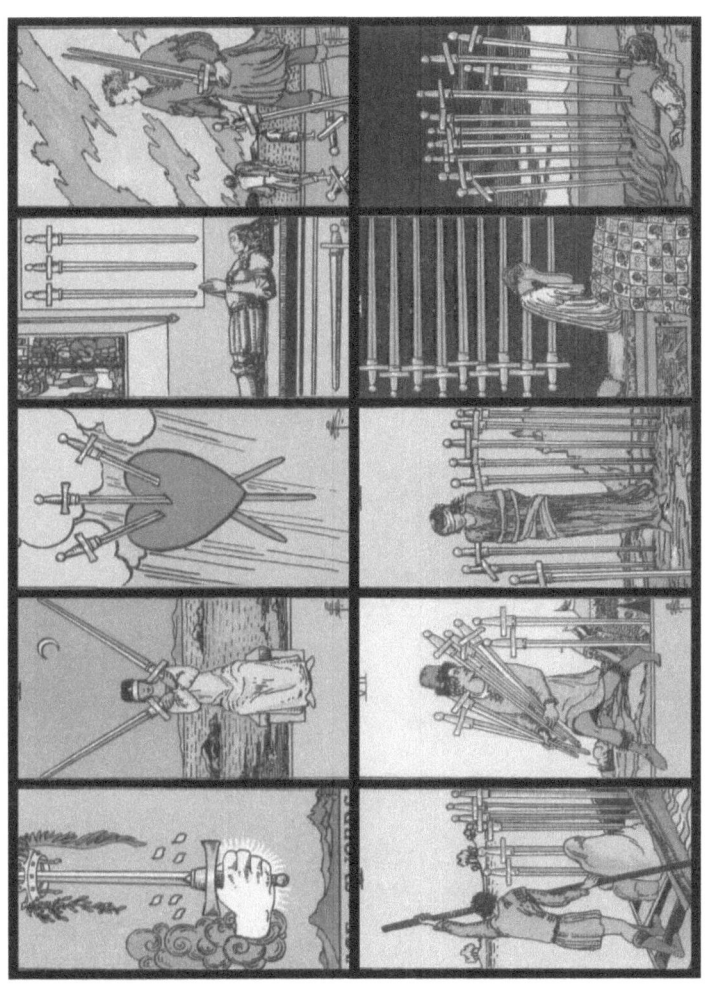

Trải Bài Sử Dụng

Phương pháp này nên được sử dụng lồng ghép trong trải bài cụ thể nào đó, hoặc kiểu tự do. Phương pháp chỉ nên sử dụng 1 lá bài cho trải bài riêng lẻ. Việc sử dụng nhiều lá bài có thể gây chồng chéo và lộn xộn cho việc giải đoán.

CHƯƠNG IV

PHƯƠNG PHÁP DỰ ĐOÁN THEO CUNG HOÀNG ĐẠO

Một cách khác để truy vấn Tarot về bệnh tật chính là thông qua 12 cung hoàng đạo của lá bài đó. Điểm thú vị nhất của phương pháp này chính là cho đến thời điểm này, chưa có bất kỳ nhà huyền học nào đưa ra phương pháp cụ thể dù nguyên lý của nó đã được biết đến từ khá sớm.

Điểm phức tạp của phương pháp này là sự tương ứng của chiêm tinh và tarot tương đối phức tạp. Trong bài viết Chiêm Tinh Học và Tarot của Philippe Ngo, đã nêu lên hơn 20 phương pháp tương ứng để cấu thành. Ở bài này, tôi chỉ sử dụng mẫu một phương pháp tương ứng duy nhất để minh hoạ, các phương pháp khác hoàn toàn có thể tự xây dựng tương tự.

Tarot	Hoàng Đạo
The Fool	Gemini
The Magician	Cancer
The High Priestess	Scorpio
The Empress	Aquarius
The Emperor	Aries
The Hierophant	Taurus
The Lovers	Gemini
The Chariot	Cancer

The Strength	Leo
The Hermit	Virgo
The Wheel of Fortune	Earth
The Justice	Libra
The Hanged Man	Pisces
The Death	Scorpio
The Temperance	Sagittarius
The Devil	Capricorn
The Tower	Aries
The Star	Aquarius
The Moon	Pisces
The Sun	Leo
The Judgement	Sagittarius
The World	Libra*
Ace of Wands	Aries, Leo, Sagittarius
2 of Wands	Aries
3 of Wands	Aries

4 of Wands	Aries
5 of Wands	Leo
6 of Wands	Leo
7 of Wands	Leo
8 of Wands	Sagittarius
9 of Wands	Sagittarius
10 of Wands	Sagittarius
Page of Wands	Cancer, Leo, Virgo
Knight of Wands	Sagittarius
Queen of Wands	Aries
King of Wands	Leo
Ace of Pentacles	Taurus, Virgo, Capricorn
2 of Pentacles	Capricorn
3 of Pentacles	Capricorn
4 of Pentacles	Capricorn
5 of Pentacles	Taurus
6 of Pentacles	Taurus
7 of Pentacles	Taurus

8 of Pentacles	Virgo
9 of Pentacles	Virgo
10 of Pentacles	Virgo
Page of Pentacles	Aries, Taurus, Gemini
Knight of Pentacles	Virgo
Queen of Pentacles	Capricorn
King of Pentacles	Taurus
Ace of Swords	Gemini, Libra, Aquarius
2 of Swords	Libra
3 of Swords	Libra
4 of Swords	Libra
5 of Swords	Aquarius
6 of Swords	Aquarius
7 of Swords	Aquarius
8 of Swords	Gemini
9 of Swords	Gemini
10 of Swords	Gemini
Page of Swords	Capricorn, Aquarius,

	Pisces
Knight of Swords	Gemini
Queen of Swords	Libra
King of Swords	Aquarius
Ace of Cups	Cancer, Scorpio, Pisces
2 of Cups	Cancer
3 of Cups	Cancer
4 of Cups	Cancer
5 of Cups	Scorpio
6 of Cups	Scorpio
7 of Cups	Scorpio
8 of Cups	Pisces
9 of Cups	Pisces
10 of Cups	Pisces
Page of Cups	Libra, Scorpio, Sagittarius
Knight of Cups	Pisces
Queen of Cups	Cancer

King of Cups	Scorpio

Dựa vào bản bên trên, các bạn có thể tra cứu sự tương ứng giữa lá bài và 12 cung hoàng đạo. Sau đó, các bạn có thể tra cứu các bệnh tật tương ứng với 12 cung hoàng đạo ở bên dưới. Chú ý, tất cả những chi tiết này đều có tương quan và sai khác giữa các quan điểm chính thống/phi chính thống trong cung hoàng đạo. Đây chỉ là một quan điểm tương đối phổ biến, các bạn có thể thay thế/sửa đổi theo quan điểm gần nhất với quan điểm của các bạn. Ở đây, chúng tôi căn cứ trên các chỉ dẫn trong cuốn Christian Astrology của William Lily. William Lily nói "Bản chất, tính trầm trọng của tật bệnh có thể phần nào lý giải từ chủ tinh, từ trường hợp bị khắc chế, hãm địa, tạo góc xấu với hung tinh khác.". Ông cũng đề xuất: "Đồng thời, bệnh tật cũng có thể được luận đoán dựa vào cung Hoàng Đạo mà chủ tinh đang ngự, hoặc dựa vào bản chất của hung tinh mà ảnh hưởng đến chủ tinh, hoặc cuối cùng, dựa vào cung hoàng đạo mà hung tinh ảnh hưởng chủ tinh đang ngự trị.". Ông cũng cho rằng "Trong Chiêm tinh có 4 loại tính chất: nóng, khô, ẩm, lạnh, tương ứng với 4 nguyên tố: Lửa, Đất, Khí, Nước. Từ 4 tính chất lại suy ra 4 loại khí tiết: cáu kỉnh hay nóng sốt (Lửa), u sầu hay mê mang (Đất), lạc quan hay hấp thở (Khí), lạnh lùng hay bị run lạnh (Nước)" hoặc là "Ví dụ, nguyên tố Nước sẽ dễ mắc các bệnh liên quan đến đờm dãi, nguyên tố Đất là các bệnh u sầu, phiền muộn, nguyên tố Lửa là dễ nổi giận, cáu kỉnh, nóng trong người, nổi mụn trên mặt, nguyên tố Khí là các bệnh về máu huyết."

Dựa vào tương ứng cuả ông, chúng tôi truy lục tổng hợp tất cả các sách chiêm tinh của ông để lập danh mục bệnh tật như sau:

Bạch Dương (Aries) thuộc Lửa là các bệnh thuộc về các cơ quan như đầu và ngũ quan: mắt, tai, gương mặt, răng, râu, sâu răng, sẹo trên mặt, tàn nhang, mụn cóc, nhiễm trùng Tinia, chứng lông ben, ngứa ở những bộ phận trên mặt..

Kim Ngưu (Taurus) thuộc Đất là các bệnh thuộc về các cơ quan như cổ, những bộ phận thuộc cổ, cổ họng và giọng nói..

Song tử (Gemini) thuộc Khí là các bệnh thuộc về các cơ quan như vai, tay, bàn tay, cầu vai.

Cự giải (Cancer) thuộc Nước là các bệnh thuộc về các cơ quan như phổi, vú, núm vú, xương sườn, gan, lá lách.

Sư Tử (Leo) thuộc Lửa là các bệnh thuộc về các cơ quan như tim, dạ dày, sườn và lưng, hai bên hông, cơ hoành hoặc cơ ức đòn chũm.

Xử Nữ (Virgo) thuộc Đất là các bệnh thuộc về các cơ quan như bụng, lòng, cơ ức.

Thiên Bình (Libra) thuộc Khí là các bệnh thuộc về các cơ quan như Hông, eo, ruột non, ruột già, thận, vùng thắt lưng, mông đít, hệ nội tiết.

Hổ Cáp hay Thiên Yết hay Bọ Cạp (Scorpio) thuộc Nước là các bệnh thuộc về các cơ quan như Tử cung, bàng quang, tuyến sinh dục.

Nhân Mã (Sagittarius) thuộc Lửa là các bệnh thuộc về các cơ quan như bắp đùi, khớp đùi.

Ma Kết (Capricorn) thuộc Đất là các bệnh thuộc về các cơ quan như đầu gối và dây chằng.

Bảo Bình (Aquarius) thuộc Khí là các bệnh thuộc về các cơ quan như chân, cẳng chân nói chung.

Song Ngư (Pisces) thuộc Nước là các bệnh thuộc về các cơ quan như bàn chân và các ngón chân.

Đối với bộ Marseille hay trường phái Pháp-Ý, chúng ta chỉ sử dụng 22 lá Major mà thôi. Trong đó, chúng ta có thể theo một trong 2 phái Volguine hoặc Muchery.

Bảng tham chiếu của Volguine

Lá Bài	Hoàng Đạo
The Magician	Leo
The High Priestess	Cancer
The Empress	Gemini
The Emperor	Taurus
The Hierophant	Sagittarius

The Lovers	Virgo
The Chariot	Libra
Strengh	Scorpio
The Hermit	Sagittarius
Wheel of fortune	Scorpio
Justice	Aries
The Hanged man	Pisces
Death	Aquarius
Temperance	Capricorn
The Devil	Libra
The Tower	Taurus
The Star	Gemini
The Moon	Cancer
The Sun	Leo
The Judgement	Virgo
The World	Cancer
The Sun	Leo

Volguine: tên đầy đủ là Alexandre Volguine, có lẽ là nhà chiêm tinh học điển hình nhất của

Pháp trong thế kỷ 20. Ông được sinh ra ở Nga, nơi đã ảnh hưởng mạnh đến nền học vấn chiêm tinh của ông. Sự kiện nổi tiếng nhất và cũng là công đóng góp lớn nhất của ông đối với lịch sử chiêm tinh là vào năm 1938, tạp chí uy tín về chiêm tinh học đầu tiên đã ra đời với tên "Les Cahiers Astrologiques" mà ông vừa là sáng lập, vừa là chủ bút đến cuối cuộc đời. Dù các nguyên lý huyền học của ông được đánh giá là rắc rối và nhiều mâu thuẫn khi cố gắng giải trích toàn bộ những nghịch lý trong chiêm tinh thông qua các nền văn hóa khác nhau như Hebrew, Arabic, Hindu, và tiền-Columbian. Ông đặt biệt cống hiến trong các nguyên lý tăng và giảm tác động của biểu đồ chiêm tinh (Astrology Chart) khi các hành tinh tương tác với các cung sao và cuối cùng, cũng là quan trọng nhất trong sự nghiệp của ông: đề xuất phương pháp tính chính xác các nhân tố tác động trong chiêm tinh, điều mà trước đó chưa từng có ai nghĩ đến. Nguyên lý này được biết đến với tên "theory of encadrement" hay "planetary containment", được ông trình bày trong cuốn The Ruler Of The Nativity.

Bảng tham chiếu của Muchery

Tarot	Hoàng Đạo
The Magician	Leo
The High Priestess	Cancer
The Empress	Gemini
The Emperor	Taurus
The Hierophant	Sagittarius
The Lovers	Virgo
The Chariot	Libra
Strengh	Scorpio
The Hermit	Sagittarius
Wheel of fortune	Scorpio

Justice	Aries
The Hanged man	Pisces
Death	Aquarius
Temperance	Capricorn
The Devil	Libra
The Tower	Taurus
The Star	Gemini
The Moon	Cancer
The Sun	Leo
The Judgement	Virgo
The World	Leo
The Sun	Cancer

Muchery: Tên thật là Georges Muchery, sinh năm 1892 mất 1981. Ông là nhà văn, nhà báo, nhà chiêm tinh học, và nhà "xem bàn tay" (chiromancie) nổi tiếng của Pháp. Ông được hướng dẫn huyền học thông qua giáo sư dạy toán của ông. Người ta không biết nhiều về đời tư của ông, trừ những hoạt động rộng rãi trong giới khoa học và sân khấu, khi ông được mời nghiên cứu và xem bói bàn tay cho rất nhiều nhân vật lúc bấy giờ, nhiều người vừa là bạn vừa là khách hàng của ông như giáo sư Charles Henry (Viện trưởng viện Vật Lý Cảm Giác - laboratoire de Physiologie des Sensations), giáo sư Charles Richet, nhà kịch nghệ Douglas Fairbanks, nhà vật lý Édouard Branly. Phần liên quan astrology này được trích từ cuốn "Le Tarot divinatoire – méthode complète d'Astromancie" của ông.

Đối với những người sử dụng tham chiếu của Golden Dawn, ta cũng có bản tương ứng sau đây, dựa trên Book T (mở rộng) của Mathers.

Bảng tham chiếu của Book T (mở rộng)

Tarot	Hoàng Đạo
The Fool	Gemini

The Magician	Cancer
The High Priestess	Scorpio
The Empress	Aquarius
The Emperor	Aries
The Hierophant	Taurus
The Lovers	Gemini
The Chariot	Cancer
The Strength	Leo
The Hermit	Virgo
The Wheel of Fortune	Earth
The Justice	Libra
The Hanged Man	Pisces
The Death	Scorpio
The Temperance	Sagittarius
The Devil	Capricorn
The Tower	Aries
The Star	Aquarius
The Moon	Pisces

The Sun	Leo
The Judgement	Sagittarius
The World	Libra*
Ace of Wands	Aries, Leo, Sagittarius
2 of Wands	Aries
3 of Wands	Aries
4 of Wands	Aries
5 of Wands	Leo
6 of Wands	Leo
7 of Wands	Leo
8 of Wands	Sagittarius
9 of Wands	Sagittarius
10 of Wands	Sagittarius
Page of Wands	Cancer, Leo, Virgo
Knight of Wands	Sagittarius
Queen of Wands	Aries
King of Wands	Leo
Ace of Pentacles	Taurus, Virgo, Capricorn
2 of Pentacles	Capricorn

3 of Pentacles	Capricorn
4 of Pentacles	Capricorn
5 of Pentacles	Taurus
6 of Pentacles	Taurus
7 of Pentacles	Taurus
8 of Pentacles	Virgo
9 of Pentacles	Virgo
10 of Pentacles	Virgo
Page of Pentacles	Aries, Taurus, Gemini
Knight of Pentacles	Virgo
Queen of Pentacles	Capricorn
King of Pentacles	Taurus
Ace of Swords	Gemini, Libra, Aquarius
2 of Swords	Libra
3 of Swords	Libra
4 of Swords	Libra
5 of Swords	Aquarius
6 of Swords	Aquarius
7 of Swords	Aquarius

8 of Swords	Gemini
9 of Swords	Gemini
10 of Swords	Gemini
Page of Swords	Capricorn, Aquarius, Pisces
Knight of Swords	Gemini
Queen of Swords	Libra
King of Swords	Aquarius
Ace of Cups	Cancer, Scorpio, Pisces
2 of Cups	Cancer
3 of Cups	Cancer
4 of Cups	Cancer
5 of Cups	Scorpio
6 of Cups	Scorpio
7 of Cups	Scorpio
8 of Cups	Pisces
9 of Cups	Pisces
10 of Cups	Pisces
Page of Cups	Libra, Scorpio,

	Sagittarius
Knight of Cups	Pisces
Queen of Cups	Cancer
King of Cups	Scorpio

CHƯƠNG V

PHƯƠNG PHÁP DỰ ĐOÁN THEO HÀNH TINH

Trong phương pháp chiêm tinh, ngoài cách truy vấn thông qua 12 cung hoàng đạo của lá bài thì ta còn có cách truy vấn thông qua các hành tinh. Giống với phương pháp chiêm tinh dựa trên 12 cung hoàng đạo, điểm thú vị nhất của phương pháp này chính là sự đa dạng rất lớn trong các tư liệu. Điểm yếu của phương pháp này là sự phức tạp vô cùng khi tổng hợp các chi tiết. Về nguyên lý, phương pháp này vẫn bám sát ý nghĩa của 12 cung hoàng đạo: sự tương ứng thực ra dựa vào hành tinh chủ quản của hoàng đạo để suy ra.

Ngoài việc sử dụng phương pháp trực tiếp như trên, một số nhà lý luận sử dụng dựa trên hình thức hành tinh rơi vào nhà số 10, chủ quản của nghề nghiệp. Một cách khác cũng được nhắc đến, đó là sử dụng duy nhất Mặt Trời (Sun) rơi vào từng cung để dự đoán ... Các phương pháp này, tương đối khác biệt và phi chính thống, không bàn đến trong bài này.

Điểm phức tạp của phương pháp này là sự tương ứng của chiêm tinh và tarot tương đối phức tạp. Trong bài viết Chiêm Tinh Học và Tarot của Philippe Ngo, đã nêu lên hơn 20 phương pháp tương ứng để cấu thành. Ở bài này, tôi sẽ sử dụng hai phương pháp tương ứng khác nhau để minh hoạ: một là phương pháp dùng 10 hành tinh và một phương pháp dùng 7 hành tinh, các phương pháp khác hoàn toàn có thể tự xây dựng tương tự.

Phương Pháp I: Hệ Thống 7 Hành Tinh Cổ Điển dựa trên Book T (Hệ Anh-Mỹ) và Marseille/Etteilla

Đối với hệ 7 hành tinh cổ điển, chúng ta có khá nhiều chọn lựa. Tôi chỉ đưa ra ở đây hai mô hình: một dành cho các bộ hệ Anh-Mỹ theo ảnh hưởng của Golden Dawn và một dành cho các bộ hệ Pháp -Ý theo ảnh hưởng của Marseille, cụ thể là trường phái của Etteilla.

Hệ thống bên dưới này được sử dụng trong các bộ bài thuộc phân hệ Waite/Marseille/Mathers, dưới nguyên lý của

Book T. Một số vị trí bị khuyết hành tinh được bổ sung mở rộng dựa trên Book T (Bảng tương ứng của Leroux).

Tarot	Hành Tinh
The Fool	Venus
The Magician	Mercury
The High Priestess	Moon
The Empress	Venus
The Emperor	Sun
The Hierophant	Jupiter
The Lovers	Saturn
The Chariot	Moon
The Strength	Mars
The Hermit	Jupiter
The Wheel of Fortune	Jupiter
The Justice	Venus
The Hanged Man	Mercury

The Death	Mercury
The Temperance	Sun
The Devil	Jupiter
The Tower	Mars
The Star	Saturn
The Moon	Moon
The Sun	Sun
The Judgement	Mars
The World	Saturn
Ace of Wands	Sun, Mars
2 of Wands	Mars
3 of Wands	Sun
4 of Wands	Venus
5 of Wands	Saturn
6 of Wands	Jupiter
7 of Wands	Mars
8 of Wands	Mercury
9 of Wands	Moon

10 of Wands	Saturn
Page of Wands	Cancer, Leo, Virgo
Knight of Wands	Sagittarius
Queen of Wands	Aries
King of Wands	Leo
Ace of Pentacles	Jupiter, Earth
2 of Pentacles	Jupiter
3 of Pentacles	Mars
4 of Pentacles	Sun
5 of Pentacles	Mercury
6 of Pentacles	Moon
7 of Pentacles	Saturn
8 of Pentacles	Sun
9 of Pentacles	Venus
10 of Pentacles	Mercury
Page of Pentacles	Aries, Taurus, Gemini
Knight of Pentacles	Virgo

Queen of Pentacles	Capricorn
King of Pentacles	Taurus
Ace of Swords	Venus, Saturn
2 of Swords	Moon
3 of Swords	Saturn
4 of Swords	Jupiter
5 of Swords	Venus
6 of Swords	Mercury
7 of Swords	Moon
8 of Swords	Jupiter
9 of Swords	Mars
10 of Swords	Sun
Page of Swords	Capricorn, Aquarius, Pisces
Knight of Swords	Gemini
Queen of Swords	Libra
King of Swords	Aquarius
Ace of Cups	Moon, Mercury

2 of Cups	Venus
3 of Cups	Mercury
4 of Cups	Moon
5 of Cups	Mars
6 of Cups	Sun
7 of Cups	Venus
8 of Cups	Saturn
9 of Cups	Jupiter
10 of Cups	Mars
Page of Cups	Libra, Scorpio, Sagittarius
Knight of Cups	Pisces
Queen of Cups	Cancer
King of Cups	Scorpio

Dựa vào bản bên trên, các bạn có thể tra cứu sự tương ứng giữa lá bài và các hành tinh. Sau đó, các bạn có thể tra cứu các bệnh tương ứng với các hành tinh ở bên dưới. Sự tương ứng này được tôi tổng hợp từ sách Chiêm tinh của

William Lily, thế kỷ 17, trong cuốn Chiêm tinh học Thiên chúa giáo (Christian Astrology). Các bạn có thể tìm thấy sự tương ứng này ở nhiều tư liệu sách khác.

• **Sao Hoả (Mars):** Bệnh dịch, bệnh ung nhọt, bệnh sốt cấp tính, bệnh vàng da, Nhọt độc. Các bệnh về đường rò, kiết lỵ Bệnh đậu mùa. Chứng động kinh, băng huyết, Sốt cách ngày & sốt mỗi ngày. Vết thương, sẹo trên gương mặt.

• **Sao Kim (Venus):** Co thắt tử cung, bệnh lậu, chứng nhiễm trùng đường tiểu, chứng rối loạn cương dương, chứng thượng mã phong. Bệnh suy gan, yếu dạ dày. Giang mai, trào ngược dạ dày. Nôn ói liên tục, đi ra máu, lạnh bụng.

• **Sao Thuỷ (Mercury):** Khùng, chứng điên loạn, sự thiếu sự bình tĩnh. Lờ đờ, chán nản, trở ngại trong phát âm. Bệnh khàn tiếng, chứng ho. Chứng động kinh, triệu chứng về tuyến nước bọt.

•**Mặt Trăng (Moon):** Chứng động kinh, bệnh bại liệt, bệnh dịch tả, các bệnh về kinh nguyệt phụ nữ. Chứng trơ mất cảm giác, viêm tấy. Tất cả bệnh liên quan sự tắc nghẽn.

•**Mặt Trời (Sun):** Bị ngất đi, chứng vặn thắt tim, chứng co thắt bao tử. Bệnh viêm mắt, tính khí cáu kỉnh, giận dữ. Chứng chảy chất dịch trong mắt.

•**Sao Mộc (Jupiter):** Hơi thở ngắt quãng hoặc bệnh viêm phổi Viêm màng phổi, bệnh nhồi máu cơ tim, bệnh viêm hạch mủ, cơn co thắt cơ tim.

•**Sao Thổ (Saturn):** Bệnh phong cùi, bệnh ung thư , bệnh bại liệt , bệnh vàng da, bệnh sốt rét, bệnh Dropsy, bệnh Catarrers, bệnh Paines, bệnh ở ruột non..

Phương Pháp II: Hệ Thống Cổ Điển Pháp Dựa Trên Nhà 6 của Chiêm Tinh (House 6) trong lý luận của Thierens/Hazel/Etteilla/Leroux

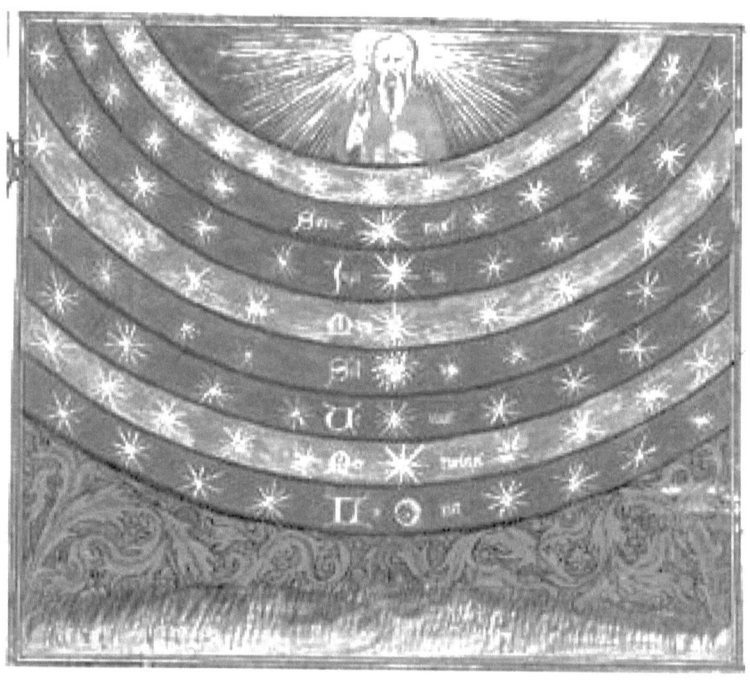

Các hành tinh trong một văn bản trung cổ.

Hệ thống dựa trên nhà 6 trên cấu trúc chiêm tinh có thể tham chiếu đến 2 lý luận chủ chút trong tarot: phân nghĩa theo chuyển dịch các nhà của Thierens và Hazel, hoặc chuyển dịch theo sao và cung của Etteilla và Leroux. Tuỳ thuộc vào giá trị hành tinh của lá bài, chúng ta có thể diễn dịch ra ý nghĩa nhà 10 của lá bài đó, và suy ra loại bệnh tật tương ứng. Ở đây, tôi chỉ trích ra bản tương ứng của Leroux (bao gồm chỉ 7 hành tinh). Trường hợp Long Vĩ, Long Thủ (còn gọi là La Hầu, Kế Đô) dành cho những bạn sử dụng hệ thống của Etteilla. Các bạn có thể áp dụng tương tự cho bản tham chiếu của Thierens và Hazel. Để đơn giản tôi chỉ đưa ra duy nhất một bảng tương ứng để tra cứu. Những trường phái khác, các bạn có thể tìm thêm.

Bảng dưới đây là bản tương ứng của Leroux, mở rộng từ Book T:

Tarot	Hành Tinh
The Fool	Venus
The Magician	Mercury
The High Priestess	Moon
The Empress	Venus
The Emperor	Sun
The Hierophant	Jupiter
The Lovers	Saturn
The Chariot	Moon
The Strength	Mars
The Hermit	Jupiter
The Wheel of Fortune	Jupiter
The Justice	Venus
The Hanged Man	Mercury
The Death	Mercury
The Temperance	Sun

The Devil	Jupiter
The Tower	Mars
The Star	Saturn
The Moon	Moon
The Sun	Sun
The Judgement	Mars
The World	Saturn
Ace of Wands	Sun, Mars
2 of Wands	Mars
3 of Wands	Sun
4 of Wands	Venus
5 of Wands	Saturn
6 of Wands	Jupiter
7 of Wands	Mars
8 of Wands	Mercury
9 of Wands	Moon
10 of Wands	Saturn
Page of Wands	Cancer, Leo, Virgo

Knight of Wands	Sagittarius
Queen of Wands	Aries
King of Wands	Leo
Ace of Pentacles	Jupiter, Earth
2 of Pentacles	Jupiter
3 of Pentacles	Mars
4 of Pentacles	Sun
5 of Pentacles	Mercury
6 of Pentacles	Moon
7 of Pentacles	Saturn
8 of Pentacles	Sun
9 of Pentacles	Venus
10 of Pentacles	Mercury
Page of Pentacles	Aries, Taurus, Gemini
Knight of Pentacles	Virgo
Queen of Pentacles	Capricorn
King of Pentacles	Taurus
Ace of Swords	Venus, Saturn

2 of Swords	Moon
3 of Swords	Saturn
4 of Swords	Jupiter
5 of Swords	Venus
6 of Swords	Mercury
7 of Swords	Moon
8 of Swords	Jupiter
9 of Swords	Mars
10 of Swords	Sun
Page of Swords	Capricorn, Aquarius, Pisces
Knight of Swords	Gemini
Queen of Swords	Libra
King of Swords	Aquarius
Ace of Cups	Moon, Mercury
2 of Cups	Venus
3 of Cups	Mercury
4 of Cups	Moon
5 of Cups	Mars

6 of Cups	Sun
7 of Cups	Venus
8 of Cups	Saturn
9 of Cups	Jupiter
10 of Cups	Mars
Page of Cups	Libra, Scorpio, Sagittarius
Knight of Cups	Pisces
Queen of Cups	Cancer
King of Cups	Scorpio

Bảng phụ dưới đây, dành cho những bạn sử dụng trường phái Etteilla của Pháp, trong đó Head of the Dragon, Tail of the Dragon chính là vị trí Long Thủ, Long Vĩ:

Tarot	Chiêm Tinh
Ace of Wand	Sun
2 of Wand	Mercury
3 of Wand	Venus

4 of Wand	Moon
5 of Wand	Mars
6 of Wand	Jupiter
7 of Wand	Saturn
8 of Wand	Head of the Dragon
9 of Wand	Tail of the Dragon
10 of Wand	Part of Fortune
Ace of Cup	Sun
2 of Cup	Mercury
3 of Cup	Venus
4 of Cup	Moon
5 of Cup	Mars
6 of Cup	Jupiter
7 of Cup	Saturn
8 of Cup	Head of the Dragon
9 of Cup	Tail of the Dragon

10 of Cup	Part of Fortune
Ace of Sword	Sun
2 of Sword	Mercury
3 of Sword	Venus
4 of Sword	Moon
5 of Sword	Mars
6 of Sword	Jupiter
7 of Sword	Saturn
8 of Sword	Head of the Dragon
9 of Sword	Tail of the Dragon
10 of Sword	Part of Fortune
Ace of Disk	Sun
2 of Disk	Mercury
3 of Disk	Venus
4 of Disk	Moon
5 of Disk	Mars
6 of Disk	Jupiter

7 of Disk	Saturn
8 of Disk	Head of the Dragon
9 of Disk	Tail of the Dragon
10 of Disk	Part of Fortune

Lý Luận Bệnh Tật Trong Chiêm Tinh Dựa Vào Tương Ứng Chiêm Tinh Của Nhà Số 6 (6th House)

Bảng giải nghĩa bên dưới đây, được trích lục từ nhiều tài liệu, nhưng chủ yếu của William Lilly (thế kỷ 17) trong các cuốn sách của ông. Lý luận của ông về các chứng bệnh sử dụng mối liên hệ với các nhà (house) trong chiêm tinh tương đối phức tạp. Trong thời lượng cuốn sách này, tôi xin trích lại toàn văn bao gồm tất cả các đoạn trích liên quan đến vấn đề này trong sách của ông để đọc giả xem xét. Tổng hợp trích dẫn bên dưới đây:

Nhà thứ 6 trong Chiêm Tinh: nhà để đoán định tình hình sức khỏe, tật bịnh.

Các cách để luận bịnh tật của cơ thể bằng chiêm tinh:

Đầu tiên, chính dựa vào cung Mọc cũng như chủ tinh của cung Mọc, thứ điều khiển sinh lực và khí tiết của chủ thể.

Thứ hai, Mặt Trăng và Mặt Trời. Chúng ta đều biết, cơ thể con người 70% là chất lỏng. Mặt Trăng cai trị các chất lỏng bên trong cơ thể của con người. Mặt Trời cai trị tinh lực. Nếu dồi dào, thì chủ thể mạnh khỏe, nếu yếu ớt, chủ thể dễ lâm bệnh.

Thứ ba, coi bệnh thì xem nhà 6 và chủ tinh của nhà 6.

Thứ tư, các hành tinh ngự trong nhà 6.

Thứ năm, xem nhà 7 và chủ tinh của nhà 7. Bởi vì nhà 7 là cung đối với nhà 1 (cung Mọc).

Các yếu tố để xét xem chủ tinh là yếu hay mạnh:

Đầu tiên, xét xem chủ tinh nếu tạo góc với Part of Fortune hay không thì là mạnh, mà tạo góc với định tinh chủ về bịnh tật thì là yếu.

Thứ hai, nếu chủ tinh không tạo góc bất kỳ nào với Thổ và Hỏa, thì là mạnh, ngược lại là yếu.

Thứ ba, xét xem khí tiết của chủ tinh có cân bằng hay bất cân bằng.

Nếu tất cả hoặc đa số chủ tinh đều vượng, không tạo góc với các định tinh (fixed star) mang tính chất bất hạnh, hoặc không trùng tụ với định tinh mang ác ý, thì chứng tỏ chủ thể có sức khỏe tốt và mạnh, không bị bệnh tật quấn thân. Nếu cung Mọc có định tinh tốt ngự trị, và không hề tạo góc với định tinh xấu, thì chủ thể sẽ không dễ dàng gì bị ốm.

Tuy nhiên, nếu đa số các chủ tinh đều bị khắc chế nằm ở tù địa (detriment) và tử địa (fall), bị ảnh hưởng hoặc tạo góc với hung tinh, hoặc chủ tinh đó bị ngoại lai – Peregrine, bị thiêu đốt – Combust, thì chủ thể sẽ dễ mắc các bệnh nan y.

Essential dignity: các hành tinh có thể được tăng mạnh lên khi rơi vào các nhà: Vượng (Exaltation), tướng (dignified); hoặc bị làm yếu đi khi rơi vào các nhà: tù (detriment) và tử (fall). Ví dụ, Mặt Trời có vượng địa là cung Bạch Dương, có Tướng địa là cung Sư Tử, có Tù địa là Bảo Bình, có Tử Địa là Thiên Bình. Khi một hành tinh không rơi vào 4 vị trí bên trên, ta nói hành tinh đó là hành tinh ngoại lai

(Peregrine) – vật vờ, không rõ mục đích, dễ lầm đường lạc lối.

Combust: ám chỉ các hành tinh ở tọa độ quá gần Mặt Trời sẽ bị năng lượng Mặt Trời thiêu đốt, lu mờ. Chức năng của các hành tinh đó trong lá số sẽ không vẹn toàn, dật dựa, thiếu sót do đã bị ánh sáng của Mặt Trời che lấp.

Nếu điểm Mọc (Ascendant) và các chủ tinh bị khắc chế, rơi vào hãm địa hay tạo góc với định tinh xấu, Hoặc;

Nếu chủ tinh của cung Mọc (Ascendant) nằm ở nhà 6 hay nhà 12, chủ thể có thể dật dựa, sức khỏe kém.

Nếu điểm mọc và tất cả các hành tinh (Kim, Mộc, Thủy, Hỏa, Thổ, Mặt Trời, Mặt Trăng, Thiên Vương, Hải Vương, Diêm Vương) đều nằm ở bộ ba cung hoàng đạo cùng nguyên tố

(Đất, Nước, Lửa, Khí) thì chủ thể sẽ dễ mắc các bệnh liên quan đến nguyên tố đó. Ví dụ, nguyên tố Nước sẽ dễ mắc các bệnh liên quan đến đờm dãi, nguyên tố Đất là các bệnh u sầu, phiền muộn, nguyên tố Lửa là dễ nổi giận, cáu kỉnh, nóng trong người, nổi mụn trên mặt, nguyên tố Khí là các bệnh về máu huyết.

Nếu chủ tinh của nhà 1 nằm ở nhà 6, thì chủ thể sẽ lơ là sức khỏe của bản thân.

Nếu Mặt Trời ở nhà 1, nhà 10, đặc biệt là ở cung Cự Giải, thì tuổi thọ sẽ cao, còn Mặt Trời ở nhà 6,7,8,12 thì thường đoản mệnh, dễ mắc bệnh trầm kha, khó chữa trị.

Nếu Mặt Trời và Mặt Trăng trùng tụ, tức chủ thể sinh ra thời điểm trăng non, đầu tháng âm lịch, thì người này dễ bị bệnh, ốm yếu, về già mắc nhiều bệnh, có biểu hiện bất bình thường về tâm lý, dễ nổi điên, đa số trường hợp mắc bệnh nan y mà bác sĩ không tài nào trị dứt điểm.

Mặt Trăng tạo góc vuông (90o) hoặc góc đối (180o) với sao Thổ hoặc Kế Đô ở tại nhà 1 hoặc nhà 2, cả đời mắc bệnh liên miên không dứt.

Nếu sao Hỏa ở vị trí phía trên sao Thổ, thì chủ lá số dễ ốm yếu, bệnh vặt. sao Hỏa nhà 6 biểu thị bệnh vặt, dễ đến, đột ngột, dễ hết nhưng cũng dễ tái phát. Nếu sao Hỏa rơi vào nhà 12, cơ thể sẽ cực độ yếu ớt, thường xuyên mắc bệnh bất ngờ. Sao Hỏa, hành tinh của sự nam tính, nếu tạo góc xấu hoặc rơi vào hãm địa sẽ khiến chủ thể yếu ớt, dật dựa, dễ mắc các bệnh thông thường và thương tật. Nếu sao Hỏa rơi vào các cung ở phía trước Mặt Trời (vespertine – theo chiều ngược kim đồng hồ) thì chủ thể dễ mắc các bệnh mãn tính. Nếu sao

Hỏa ở ngay cung Mọc, thì diện mạo, gương mặt dễ bị vết thương để lại sẹo, hủy dung.

Sao Thổ ở MC (Mid-Heaven) có thể khiến chủ thể bị thương tật do tai nạn, tác động bất ngờ.

Nhiều dấu vết trên lá số bản mệnh liên quan đến sức khỏe không hề đồng nghĩa người chủ lá số chắc chắn gặp vấn đề về bệnh tật. Chỉ khi đa số chủ tinh đều bị khắc chế, hãm tù, tử địa, tạo góc với hung tinh, thì người đó mới có thể mắc nhiều bệnh tật.

Nhắc lại một lần nữa, cả sao Thổ và sao Hỏa đều là dấu hiệu để chỉ ra được chủ thể liệu có nguy cơ bệnh tật gì hay không. Giả sử Thổ hoặc Hỏa là chủ tinh của cung Mọc, hoặc chủ tinh của nhà 6, mà chúng lại bị khắc chế, hãm tử, tù địa, tạo góc với hung tinh thì mới là nguyên nhân khởi nguyên của bệnh tật. Đôi khi, chủ tinh chỉ đơn độc một mình, không dính líu gì đến tật bệnh dù cho nó có tạo góc với hung tinh, hãm địa. Nhưng cũng có trường hợp, khi hành tinh không phải là chủ tinh, nhưng lại đóng vai trò quan trọng tạo nên tật bệnh do nó tạo góc vuông, góc đối với các hành tinh khác. Có nghĩa là, những hành tinh khác chính không phải là nguyên nhân gây ra bệnh tật, nhưng chúng lại đóng vai trò quan trọng. Những hành tinh lành tính có thể là nguyên nhân gây ra tật bệnh, thậm chí nhân đôi ảnh hưởng, bởi vì chúng bị ảnh hưởng bởi hung tính của sao Hỏa và sao Thổ. Dù gì đi nữa, nếu bị ảnh hưởng bởi một trong hai cách trên, thậm chí tác động tiêu cực còn kịch liệt hơn nữa. Nếu chủ tinh chỉ đứng một mình nơi hãm địa, hoặc tạo góc xấu với hung tinh có khi còn lành tính, dễ thở hơn. Nói chung cần phải xem xét kỹ tác động của góc chiếu thì mới luận bệnh tật được.

Bản chất, tính trầm trọng của tật bệnh có thể phần nào lý giải từ chủ tinh, từ trường hợp bị khắc chế, hãm địa, tạo góc xấu với hung tinh khác.

Đồng thời, bệnh tật cũng có thể được luận đoán dựa vào cung Hoàng Đạo mà chủ tinh đang ngự, hoặc dựa vào bản chất của hung tinh mà ảnh hưởng đến chủ tinh, hoặc cuối cùng, dựa vào cung hoàng đạo mà hung tinh ảnh hưởng chủ tinh đang ngự trị.

Mặt Trăng và Mặt Trời tạo góc vuông hoặc góc đối với Hỏa hoặc Thổ, hoặc cả hai, và tạo góc với điểm mọc AC, thì chủ thể có thể bị bệnh về thị lực.

Mặt Trời và Mặt Trăng nếu nằm ở dãy ngân hà – Via Lactea, cụ thể ở phía Bắc từ 21 độ Song Tử đến đầu cung Cự Giải; hoặc ở phương Nam là từ 7 đến 17 độ, từ 22 độ Nhân Mã đến 5 độ Ma Kết, hoặc với Tinh Vân (Nebulosus stellis – chòm sao Thất tiên nữ - Pleiades) ở 24 độ Kim Ngưu, tinh vân Presepe ở 21 độ Sư Tử, tinh vân Coma Berenices ở 16 độ Xử Nữ, tinh vân Cor-Scorpio. 4.27, tinh vân Oculus Sagittarius ở 4 độ Ma Kết, hoặc có các định tinh khác nằm trong chòm Bảo Bình. Điều này cho thấy, nếu chủ thể có tinh quang (Luminarie – mặt trăng hoặc mặt trời) ở vị trí gần hoặc trùng tụ với định tinh thuộc tinh vân, thì sẽ không chết trước khi chủ thể bị bệnh hoặc chấn thương về mắt, nhãn cầu. Tổn thương này sẽ không thể nào chữa trị nếu Mặt Trăng hoặc Mặt Trời ở cung Thống lĩnh.

Dù Mặt Trăng và cả Mặt Trời nằm trong Ngân Hà hay các Tinh Vân, hoặc trùng tụ, vuông góc hay đối đỉnh với bất kỳ hung tinh nào cũng đều ám chỉ đến việc bị mù, đánh mất thị lực. Nếu chỉ mỗi Mặt Trời thì bị mù mắt phải, Mặt Trăng là mắt trái. Nếu tinh quang tạo góc với sao Thổ thì bệnh mù có thể là do viêm nhiễm, nếu tạo góc với sao Hỏa thì là do tai nạn, thương tật. Mặt Trăng đối đỉnh với Mặt Trời, trùng tụ với các tinh vân thì có thể cảnh báo đe dọa nguy hiểm đến mắt. Mặt Trời trùng tụ sao Hỏa ở nhà 8, Mặt Trăng đối đỉnh với sao Thổ, mặt trăng ở vào cung Hoàng Đạo có biểu tượng con người (Song Tử, Bảo Bình, Xử Nữ) cũng có thể ẩn ý bệnh về mắt. Mặt Trăng trùng tụ hoặc ở gần các định tinh thuộc vành đai Orion, bị Mặt Trời thiêu đốt (combust) cũng ẩn ý việc bị mù 1 mắt. Mặt Trăng và Mặt Trời đối đỉnh không nằm trong cung Kiên Định, không có bất cứ liên hệ nào với các tác nhân hung đồ thì có thể biểu thị người có mắt lé, mắc lác. Trường hợp cả Mặt Trăng và Mặt Trời trùng tụ với các định tinh thuộc các tinh vân cũng tính tương tự.

Hai hành tinh chủ các vấn đề về thính giác, một là Thổ tinh, hai là Thủy tinh, hành tinh chủ về các sự lưu chuyểncủa luồng hơi từ đó phát ra âm thanh và tiếp nhận âm thanh. Đặc biệt là khi Thổ tinh vào ở nhà 6 hoặc 8. Từ đó có thể suy luận ra, nếu Thủy tinh là chủ tinh của nhà 6, không may lại nằm ở nhà 1 mà lại còn tạo góc vuông hoặc đối với Thổ tinh; hoặc trường hợp Thổ nằm ở nhà 6 đối đỉnh với Thủy tinh thì rất lớn khả năng chủ thể sẽ bị điếc hoặc nhẹ thì có khiếm khuyết ở thính giác. Nếu chủ tinh nhà 6 hoặc Mặt Trăng bị suy yếu, hoặc tạo góc với hung tinh thì chủ thể gặp khó khăn khi nghe. Nếu Thủy tinh mà là chủ tinh nhà 5 hoặc tệ hơn là chủ tinh nhà 6 thì chủ thể cũng đã có khả năng gặp vấn đề về thính giác.

Thủy tinh mà ở trong nhà của Thổ tinh, hoặc nằm ở nhà 10, lại có hung tinh tạo góc, trái ngược lại tạo ra một số khả năng phi thường nhỏ cho chủ thể có thể tinh tế cảm nhận thấy điều gì đó khi nghe ngóng thanh âm. Khả năng này càng rõ ràng khi tạo thêm các góc khó với các phúc tinh, lưu ý là góc khó (vuông, đối đỉnh, trùng tụ tùy trường hợp) chứ không phải góc thuận (tựa như vật cực tất phản, trong âm có dương vậy).

Nếu sao Thổ và sao Thủy trùng tụ với mặt trời, và cả 2 tạo góc với Hỏa hoặc Mộc, thì sẽ dẫn đến tật ở lưỡi.

Nếu sao Thủy vị thiêu đốt bởi Mặt Trời (combust) và không hề tạo góc với Mặt Trăng, đó là dấu hiệu bị câm. Chủ thể sẽ trầm lặng, ít nói và có tật khi phát âm.

Nếu Sao Thủy bị thiêu đốt bởi Mặt trời tại cung Mọc thuộc nguyên tố Nước, thì dự đoán là chủ thể hoặc là bị câm, hoặc là trầm mặc ít nói bởi vì khó có thể tổ chức ngôn ngữ để diễn đạt thành lời nói.

Nếu sao Thủy mà là chủ tinh của nhà 6 lại nằm ở cung Mọc, hoặc nếu sao Thủy nằm ở nhà có sao Thổ hoặc nhà có sao Thổ là chủ tinh, nhà 1 hoặc nhà 8 thì cũng đều dấu hiệu của tật lưỡi.

Nếu sao Thủy ở Bọ Cạp, cung có chủ tinh là sao Hỏa, đặc biệt là ở 6 độ đầu cung Bọ Cạp, và Mặt Trăng đối đỉnh sao Thủy, thì chủ thể sẽ trầm mặc, ngại nói. Sao Thủy mà là chủ tinh nhà 6 và nằm ở cung Nước, đối đỉnh với hung tinh thì chủ thể sẽ trở ngại trong nói năng, bị câm.

Dấu hiệu chắc chắn nhất cho dấu hiệu bị câm là, chủ tinh của cung Mọc, chủ tinh của cung vượng của cung Mọc (exaltation*), chủ tinh của cung mà Thủy Tinh đang ngự, cùng với Mặt Trăng, tất cả đều ở cung Nước.

Ví dụ về cung vượng: Người A có cung Mọc là Bảo Bình, thì chủ tinh của cung Mọc chính là Thiên Vương tinh. Tuy nhiên, sao Thiên Vương có vượng địa tại cung Bọ Cạp, chủ tinh của cung Bọ Cạp là Diêm Vương tinh.

Người nào mà có sao Hỏa ở cung Mọc là cung Bọ Cạp, thì có lẽ người đó có lẽ bị rụng hết răng. Tôi từng gặp trường hợp nếu có sao Hỏa ở cung Mọc là Cự Giải hoặc Song Ngư thì đều sớm rụng răng. Nếu sao Thổ bị Mặt Trời thiêu đốt ở một cung Nước, chẳng hạn như ở Cự Giải hoặc Song Ngư, thì sẽ dễ bị bệnh về răng gây ra nhiều đau đớn. Và cơn đau sẽ càng gia tăng nếu Thổ và Mộc cùng ở cung Mọc hoặc nhà 6. Nếu cặp sao này ở bất cứ cung nào khác thì tình hình có thể nhẹ hơn, có lẽ bị viêm nhiễm, chảy mủ, dịch ở hàm. Nếu sao Thổ ở cung Mọc thuộc bất cứ cung hoàng đạo nào ngoại trừ Bảo Bình và Ma Kết, thì đều là dấu hiệu của việc đau răng cùng cực, sao Thổ mà ở nhà 7, đối đỉnh với cung Mọc cũng đem lại tính chất tương tự. Tôi từng bắt gặp trường hợp sao Thổ ở cung Mọc thuộc nguyên tố Đất ngoại trừ cung Ma Kết, chủ thể có răng rất yếu, dễ lung lăng, răng mọc lung tung, biến dạng. Nếu cung Mọc thuộc nguyên tố Khí, thì chủ thể dễ bị đau răng nhưng răng khá bền, rất ít luật. Nếu cung Mọc thuộc nguyên tố Lửa, thì dễ bị nhiệt miệng, nhưng mau lành, chỉ ngày một ngày hai.

Chính các chủ tinh và các tổ hợp hành tinh tạo nên chứng động kinh. Xét về nguyên nhân thì chứng động kinh chính xác là do các khí chất ô trọc, không đoan chính, ác ý hư hại ảnh hưởng đến não bộ, từ đó mà gây ra động kinh. Những người mắc phải chứng động kinh, họ bỗng nhiên ngã quỵ bất tỉnh, mắt trợn trắng, miệng sùi bọt mép, nhưng chỉ trong khoảng thời gian ngắn họ lại khôi phục thần trí bình thường. Theo các chiêm tinh gia Albubater, Cardanus và Pontanus, có 4 nguyên nhân chính sau:

Một, Thủy và Mặt Trăng không hề tạo góc với nhau.

Hai, Thủy và Mặt Trăng ở cung Song Ngư và Ma Kết, hoặc ở nhà 6,8,12 và cả hai đều không tạo góc với AC (cung Mọc).

Ba, khi Thổ ở cung Đêm, Hỏa ở cung Ngày, thì cả hai sẽ ảnh hưởng đến sao Thủy và Mặt Trăng mạnh mẽ.

Bốn, ngược lại với trường hợp số ba, khi Thổ ở cung Ngày, còn Hỏa ở cung Đêm, từ đó gián tiếp ảnh hưởng sao Thủy và Mặt Trăng.

Chứng tâm thần, ngớ ngẩn, điên loạn đều có cùng nguyên nhân nếu nhìn nhận theo Chiêm Tinh. Người mà bị chứng tâm thần, thường có mặt trăng ở cung Mọc, đối đỉnh với sao Thủy và sao Thổ. Trường hợp tương tự khi Thổ và Thủy đối đỉnh, một ở cung Mọc, một ở nhà 7, hoặc một ở Thiên Đỉnh (Midheaven) nhà 10, một ở nhà 4.

Trường hợp khác, Mặt Trăng trùng tụ hoặc đối đỉnh với Mặt Trời và sao Hỏa ở nhà 4, sao Thổ vuông hoặc đối đỉnh với một trong các chủ tinh, thì chủ thể vừa có nguy cơ bị động kinh, lại vừa có nguy cơ bị tâm thần, đầu óc không bình thường, tật bệnh ở não.

Mặt Trời và sao Kim ở cung Mọc, đối đỉnh với sao Thổ, ám chỉ chứng động kinh.

Mặt trăng ở pha trăng khuyết, ở nhà 7 thường có xu hướng động kinh nhiều hơn. Mặt trăng ở nhà 1 có xu hướng bị khờ khạo, điên loạn.

Nếu Mặt Trăng ở pha trăng tròn, trùng tụ với

sao Hỏa, chủ thể có xu hướng điên loạn. Nếu Mặt Trăng ở pha non, trùng tụ với sao Thổ, thì chủ thể có thể bị ngu đần, thiểu năng, kém trí thông minh.

Nếu sao Kim tạo góc với sao Thổ, sao Hỏa tạo góc với sao Thủy và Mặt Trăng, thì chủ thể có lẽ là kẻ ngu muội nhưng lại hống hách, kiêu ngạo.

Mặt Trời ở Cự Giải, Mặt Trăng ở pha non, sao Thủy ở Ma Kết hoặc Kim Ngưu, chủ thể sẽ bị thiểu năng trí tuệ, ngu đần.

Chủ thể có chủ tinh ở vào cung Ngày, có sao Thổ, sao Hỏa nằm ở nhà 7 hoặc 8, có sao Hỏa ở nhà 6 Bọ Cạp, vuông góc hoặc đối đỉnh với Mặt Trăng, hoặc Mặt Trăng ở Bọ Cạp hay Thiên Bình tạo góc xấu với sao Thổ như là góc vuông hoặc đối đỉnh, thì chủ thể có xu hướng bị sỏi thận, sỏi tiết niệu.

Sao Thổ ở Bọ Cạp hoặc Kim Ngưu chỉ ra bệnh nhiễm trùng đường tiết niệu, đái gắt.

Bệnh Gout được cho là có nguyên nhân từ 2 tinh quang (Luminaries - Mặt Trăng và Mặt Trời) khi 2 tinh quang này trùng tụ hoặc đối đỉnh với các hung tinh, ở các cung hoàng đạo hơi hướm bệnh tật, kịch liệt như Bạch Dương, Kim Ngưu, Cự Giải, Bọ cạp, Ma Kết, Bảo Bình và Song Ngư. Hoặc nếu một trong hai tinh quang hoặc một trong các hung tinh, có cung Vượng trùng vào nhà 1 hoặc nhà 6. Nếu có tổ hợp các sao như trên trong lá số bản mệnh, chủ thể sẽ mắc bệnh thường rất trẻ tuổi, sau khi mắc bệnh Gout sẽ còn mắc các bệnh mãn tính khác.

Một dấu hiệu khác của bệnh Gout, khi Hỏa, Kim và Mặt Trăng đều ở cung Đêm, gần với Thiên Đỉnh, đối đỉnh với sao Thổ, nằm ở các cung Kim Ngưu, Sư Tử, Nhân Mã hay Song

Ngư.

Sao Thổ ở Song Ngư, đối đỉnh với Hỏa hoặc Mặt Trăng, Mặt Trời, cũng đồng thời biểu thị bệnh Gout. Tương tự nếu Thổ vào ở nhà 6 hoặc 12, vuông hoặc đối đỉnh với Hỏa, Mặt Trời và Mặt Trăng, cũng biểu thị tương tự.

Những nguyên nhân dẫn đến tai nạn thường dựa vào vị trí của Thổ, Hỏa, Kế Đô và Mặt Trời ở cung nguyên tố Khí, gần các hung tinh ở nhà 10. Tôi có rất nhiều khách hàng chứng nghiệm điều này là đúng. Nếu sao Hỏa ở nhà 12 Song Tử, Sư Tử hoặc Thiên Bình, thì chủ thể sẽ dễ bị thương tật, tai nạn trong giao thông, khi cưỡi ngựa, hoặc bị thương bởi thú bốn chân.

Nếu sao Thổ ở trước các hành tinh khác tại nhà 10, trùng tụ hoặc vuông, đối đỉnh với một trong hai tinh quang, và có chủ tinh ở cung Mọc hoặc nhà 8. thì chủ thể sẽ gánh chịu nhiều đau đớn, tổn thương về mặt thể xác.

Nếu có phúc tinh tạo góc 60o hoặc 120o với các chủ tinh, và bản thân các chủ tinh nằm ở cung Linh Hoạt, thì bệnh tình có thể dựa dàng chữa trị. Nếu chủ tinh nằm ở các cung Kiên Định, và không tạo góc với các phúc tinh nào hết mà lại tạo góc với hung tinh, thì bệnh tình sẽ khó thuyên giảm, kéo dài và không thể chữa trị dứt điểm. Các chủ tinh càng tạo nhiều góc hòa hợp (60, 120) thì bệnh tình càng dễ chữa trị. Ba hành tinh biểu thị khả năng chữa trị: sao Mộc biểu thị khả năng chi trả tài chính để trị bệnh, sao Kim và sao Thủy ẩn hàm khả năng tăng cường miễn dịch, khả năng chống chọi tật bệnh, nếu chúng tạo góc 60 hoặc 120 với dấu hiệu của bệnh trên lá số đều biểu thị bệnh đó có thể chữa khỏi nhanh chóng. Tuy nhiên, nếu chủ tinh đại diện cho tật bệnh nằm ngay cung vượng của nó, thì hết hy vọng chữa khỏi rồi, bác sĩ bó tay.

Phần dịch bên trên được hỗ trợ bởi Huy Nguyễn, một người nghiên cứu tarot ở Sài Gòn.

CHƯƠNG VI

PHƯƠNG PHÁP DỰ ĐOÁN THEO CÂY SỰ SỐNG

(TREE OF LIFE)

Nguyên Lý

Lý Thuyết Tree of Life (Cây Sự Sống)

Là một sơ đồ huyền học được xuất hiện trước công nguyên gắng liền với truyền thống Kabala. Sơ đồ này mô tả toàn bộ thế giới mà con người sống qua lăng kính huyền học của Do Thái.

Người đầu tiên gắng sơ đồ này với việc giải nghĩa các biểu tượng của bộ bài Tarot là các thành viên hội kín của khối Anh Ngữ. Có đến 4 giả thuyết để giải quyết mối quan hệ này. Ở đây, chúng ta sẽ nghiên cứu về giả thiết của Aleister Crowley, người sáng lập hội kín Kim Nhật (O.T.O), và là người sáng tạo thuyết Thelema.

Lý Thuyết Tarot và Tree of Life

Cấu trúc Tree of Life gồm 10 Sephiroth và 22 Path. Sephiroth là các nút hình tròn trên sơ đồ. Còn Path là các đường nối giữa các nút tròn với nhau. Có 5 biên giới gọi là Veils: Ain, Ain Soph, Ain Soph Aur, Abyss, Paroket.Có 5 trạng thái chính trùng với Sephiroth gọi là Soul: Jechidah, Neshamah, Chiah, Ruach, Nefesh..

Có 4 thế giới : Atziluth Briah Yetzirah Assiah. - Xem hình trên. Tương ứng mỗi giá trị này là một giá trị ngoài thực tế: 12 cung hoàng đạo, các khái niệm tâm linh, các vị thần cổ, 4 nguyên tố ...

Mô Hình Tarot theo Tree of Life

10 Sephiroth tương ứng từ Ách đến 10. 22 Path tương ứng 22 lá hình, 5 trạng thái tương tứng 4 đầu hình: cơ rô chuồn ách và Linh hồn. 4 thế giới tương ứng với 4 lá mặt: King Queen Page Knight.Mối quan hệ giữa các lá bài trở thành mối quan hệ giữa các biểu tượng của Tree of Life. Từ đó, suy luận ra các biểu tượng của cuộc sống, về hành trình tìm kiếm chân lý của con người.

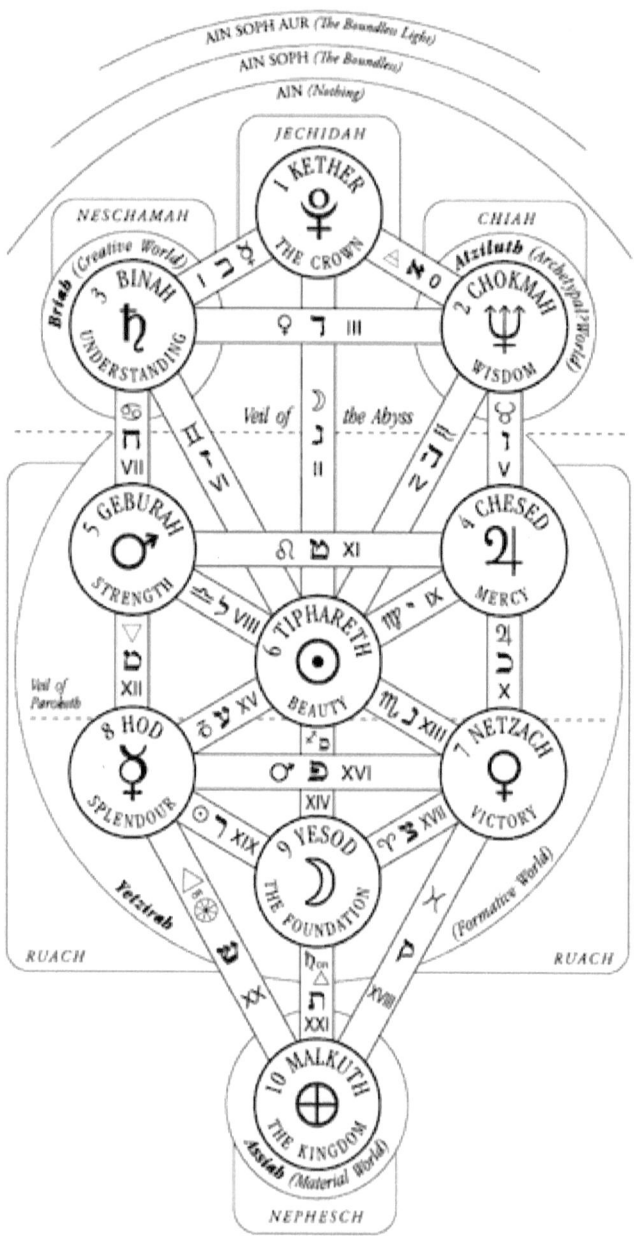

Liber 777 này là bảng tra cứu tất cả các biểu tượng trong cuộc sống tương ứng ra sao với Tree of Life. Trong đó bạn có thể giải đáp, chẳng hạn, bạn sẽ biết màu vàng tương ứng Binah, cung Taurus trong hoàng đạo tương ứng với Vau, trái tim trong cơ thể con người tương ứng với Teth ...

Từ đó, sẽ suy luận ra các biểu tượng ẩn dấu trong lá bài Tarot mà ta rút được.

- Mỗi lá bài được rút có mối quan hệ với nhau theo cách bố trí khi rút bài.

- Mỗi lá bài này còn có mối quan hệ với cấu trúc Tree of Life. Mỗi lá bài có 1 biểu tượng trong Tree of Life.

- Mỗi biểu tượng trong Tree of Life lại có quan hệ với nhau theo sơ đồ huyền học.

- Mỗi biểu tượng trong Tree of Life lại có ý nghĩa biểu tượng tương đương trong đời sống.

- Tổng hợp các yếu tố này lại chính là ý nghĩa của toàn bộ giải đoán.

Đây là bản mô tả văn tắt, còn nhiều thứ bạn phải đọc rõ trong sách. Các bạn có thể tìm thấy tài liệu này bằng cách tra cứu bộ sách của Aleister Crowley tên Liber 777. Những chi tiết này đã được Order of the Golden Dawn quy định cho hệ thống lý luận Do Thái Kabbalah của Cây Sự Sống, và được thể hiện chính xác trong hệ thống bộ bài Thoth (của Crowley), và các bộ Golden Dawn (như của Cicero). Như vậy, ta cần thiết lập mối quan hệ giữa Tree of life (cây sự sống) và các cơ quan cơ thể hoặc các chứng bệnh, và sử dụng mối quan hệ giữa Tree of life (cây sự sống) và Tarot để từ đó tạo nên mối quan hệ giữa Tarot và các cơ quan cơ thể hoặc các chứng bệnh.

Theo đó, quy định của Golden Dawn được thể hiện như sau, dựa trên mô tả của nó trong các tài liệu của hội, các bản thảo từ Liber 777:

CLXXXII— "Cơ thể con người"

CLXXXVIII— "Cơ thể"

CLXXXIX, CXC— "Chức năng cơ thể"

CLXXXVI— "Bệnh (Điển hình)"

Quan Hệ Giữa Tree of Life (Cây Sự Sống) và Các Bộ Phận Cơ Thể

Theo lý luận đó, chúng tôi tổng hợp mối quan hệ giữa cây sự sống (tree of life) và các cơ quan cơ thể như sau.

Đầu tiên là 22 paths (con đường), tương ứng 22 chữ cái Hebrew, ở đây, chúng tôi sử dụng lại mã số chìa khóa thánh thần của hội Golden Dawn để các bạn tiện tra cứu :

11 Aleph (Không khí): Cơ quan hô hấp (Respiratory Organs).

23 Mem (Nước): Các cơ quan dinh dưỡng (Organs of Nutrition)

31 Shin (Lửa): Các cơ quan tuần hoàn (Organs of Circulation)

32- bis (Trái đất): Cơ quan bài tiết (Excretory Organs), Bộ xương (Skeleton).

31- bis (Spirit): Các cơ quan của nhận thức (Organs of Intelligence)

12 Beth (sao Thủy): Hệ thống não và thần kinh (Cerebral and Nervous Systems)

13 Gimel (Luna): Hệ bạch huyết (Lymphatic Systems)

14 Daleth (Sao Kim): Hệ thống sinh dục (Genital System)

21 Kaph (Sao Mộc): Hệ tiêu hóa (Digestive System).

27 Pé (Sao Hỏa): Hệ thống cơ bắp (Muscular System).

30 Resh (Sol): Hệ thống tuần hoàn (Circulatory System).

32 Tau (Sao Thổ): Hệ thống bài tiết (Excretory System).

15 Hé (Bạch Dương): Đầu (Head) và Mặt (Face)

16 Vau (Kim Ngưu): Vai (Shoulders) và Cánh tay (Arms).

17 Zain (Song Tử): Phổi (Lungs).

18 Cheth (Ma Kết): Dạ dày (Stomach).

19 Teth (Leo): Trái tim (Heart).

20 Yod (Xử Nữ): Lưng (Back).

22 Lamed (Thiên Bình): Gan (Liver).

24 Nun (Hổ Cáp): Ruột (Intestines).

25 Samekh (Nhân Mã): Hông (Hips) và Đùi (Thighs).

26 Ayin (Ma Kết): Hệ thống sinh dục (Genital System).

28 Tzaddi (Bảo Bình): Thận (Kidneys), bàng quang (Bladder).

29 Qoph (Song Ngư): Chân (Legs) và bàn chân (Feet).

11 Aleph (Không khí): Hơi thở (Breath).

23 Mem (Nước): Dưỡng chấp (Chyle), Bạch huyết (Lymph).

31 Shin (Lửa): Máu (Blood).

32- bis (Trái đất): Cấu trúc rắn (Solid structures), mô (tissues).

31- bis (Tinh Thần): Tinh dịch (Semen), Tuỷ (Marrow).

11 Aleph (Không khí): Chức năng nói (Speaking), Chức năng suy nghĩ (Thought)

23 Mem (Nước): Giữ nước (Holding), dinh dưỡng (Nutrition)

31 Shin (Lửa): Hệ vận chuyển, di chuyển (Moving).

32- bis (Trái đất): Bài tiết (Excreting), Vật chất (Matter).

31- bis (Spirit): Sức sống (Generating), tâm linh (Magick)

Sau đó, là mối quan hện giữa 10 Sephiroth (nút) với các cơ quan cơ thể, ở đây, chúng tôi sử dụng lại mã số chìa khóa thánh thần của hội Golden Dawn để các bạn tiện tra cứu:

1 Kether, "Vương miện", ám chỉ trán và đỉnh đầu

2 Chokmah, "Trí tuệ", ám chỉ não và thùy.

3 Binah, "Hiểu", ám chỉ mắt và các giác quan trên đầu.

4 Chesed, "Nhân từ," ám chỉ trái tim và hệ tuần hoàn máu.

5 Geburah, "Sức mạnh", ám chỉ hệ cơ xương và hệ vận động.

6 Tiphareth, "Người đẹp", ám chỉ khuôn mặt và hệ da lông.

7 Netzach, "Chiến thắng", ám chỉ hệ tuần hoàn

8 Hod, "Huy hoàng", ám chỉ ngực và hệ thở.

9 Yesod, "Tổ chức", ám chỉ bụng và hệ tiêu hóa.

10 Malkuth, "Vương quốc", ám chỉ dương vật, âm đạo và hệ sinh dục và sinh sản.

Quan Hệ Giữa Tree of Life (Cây Sự Sống) và Các Chứng Bệnh

Theo lý luận đó, chúng tôi tổng hợp mối quan hệ giữa cây sự sống (tree of life) và các chứng bệnh như sau.

Đầu tiên là 22 paths (con đường), tương ứng 22 chữ cái Hebrew, ở đây, chúng tôi sử dụng lại mã số chìa khóa thánh thần của hội Golden Dawn để các bạn tiện tra cứu :

11 Aleph (Không khí): bệnh kiết lỵ (Flux), bệnh băng huyết (Flux).

23 Mem (Nước): Bị lạnh, bị cóng (Chill).

31 Shin (Lửa): Bị sốt (Fever).

32- bis (Thổ): Sự uể oải (Sluggishness).

31- bis (Spirit): tính trạng điên (Full Insanity).

12 Beth (Sao Thủy): Mất điều hòa (Ataxia).

13 Gimel (Luna): Rối loạn kinh nguyệt (Menstrual Disorders).

14 Daleth (Venus): Bệnh giang mai (Syphilis), bệnh lậu (Gonorrhoea).

21 Kaph (Sao Mộc): Bệnh gút (Gout).

27 Pé (Sao Hỏa): Viêm nhiễm (Inflammation).

30 Resh (Sol): Phù nề, căng trương (Repletion).

32 Tau (Sao Thổ): Bệnh xơ cứng động mạch (Arterio Sclerosis).

15 Hé (Bạch Dương): Chứng ngập máu (Apoplex).

16 Vau (Kim Ngưu): Khó tiêu (Indigestion).

17 Zain (Song Tử): Lọc máu (Phthysis), Viêm phổi (Pneumonia).

18 Cheth (Ma Kết): Bệnh thấp khớp (Rheumatism).

19 Teth (Leo): Ngất (Syncope), v.v. chứng ngưng tim (Heart attack).

20 Yod (Xử Nữ): Yếu cột sống (Spinal weakness), tê liệt (Paralysis).

22 Lamed (Thiên Bình): Rối loạn thận (Kidney disorders).

24 Nun (Bò Cạp): Ung thư (Cancer)

25 Samekh (Nhân Mã): Chứng ngập máu (Apoplexy), Huyết khối (Thrombosis).

26 Ayin (Ma Kết): Viêm khớp (Arthritis).

28 Tzaddi (Bảo Bình): Viêm bàng quang (Cystitis).

29 Qoph (Song Ngư): Bệnh gút (Gout).

Sau đó, là mối quan hện giữa 10 Sephiroth (nút) với các cơ quan cơ thể, ở đây, chúng tôi sử dụng lại mã số chìa khóa thánh thần của hội Golden Dawn để các bạn tiện tra cứu:

1 Kether : Cái chết

2 Chokmah : Chứng điên loạn (Insanity)

3 Binah : Chứng mất trí nhớ (Dementia), Bệnh mất trí nhớ (Amnesia).

4 Chesed : bệnh phù thủng, úng nước (Dropsy).

5 Geburah : Sốt (Fever).

6 Tiphareth : Tổn thương tim (Heart Lesions).

7 Netzach : Các vấn đề về da (Skin Troubles).

8 Hod : Rắc rối về dây thần kinh (Nerve Troubles).

9 Yesod : Bất lực (Impotence).

10 Malkuth : Tinh dịch vô trùng (Sterility)

Quan Hệ Giữa Tarot và Các Bộ Phận Cơ Thể Và Các Chứng Bệnh

Ẩn Chính (Major Arcana):

Dựa vào các tài liệu đã phân tích ở phần trên, tổng hợp lại ta có danh mục các bệnh tật theo từng lá Ẩn Chính như sau:

- The Fool: Các vấn đề về

    o   Bệnh tật liên quan đến cơ quan hô hấp (Respiratory Organs);

    o   Bệnh tật liên quan đến hơi thở (Breath);

o   Bệnh tật liên quan đến bệnh kiết lỵ (Flux), bệnh băng huyết (Flux).

o   Bệnh tật liên quan đến chức năng nói (Speaking), Chức năng suy nghĩ (Thought)

- The Magician: Các vấn đề về

o   Bệnh tật liên quan đến hệ thống não và thần kinh (Cerebral and Nervous Systems).

o   Bệnh tật liên quan đến mất điều hòa (Ataxia).

- The Hight Priestess: Các vấn đề về

o   Bệnh tật liên quan đến hệ bạch huyết (Lymphatic Systems)

o   Bệnh tật liên quan đến rối loạn kinh nguyệt (Menstrual Disorders).

- The Empress: Các vấn đề về

o   Bệnh tật liên quan đến hệ thống sinh dục (Genital System)

o   Bệnh tật liên quan đến bệnh giang mai (Syphilis), bệnh lậu (Gonorrhoea).

- The Emperor: Các vấn đề về

o   Bệnh tật liên quan đến đầu (Head) và mặt (Face)

o   Bệnh tật liên quan đến chứng ngập máu (Apoplex).

- The Hierophant: Các vấn đề về

o   Bệnh tật liên quan đến vai (Shoulders) và cánh tay (Arms).

o   Bệnh tật liên quan đến chứng khó tiêu (Indigestion).

- The Lovers: Các vấn đề về

o Bệnh tật liên quan đến phổi (Lungs).

o Bệnh tật liên quan đến lọc máu (Phthysis), viêm phổi (Pneumonia).

• The Chariot: Các vấn đề về

o Bệnh tật liên quan đến dạ dày (Stomach).

o Bệnh tật liên quan đến bệnh thấp khớp (Rheumatism).

• Strength: Các vấn đề về

o Bệnh tật liên quan đến trái tim (Heart).

o Bệnh tật liên quan đến ngất (Syncope), v.v. chứng ngưng tim (Heart attack).

• The Hermit: Các vấn đề về

o Bệnh tật liên quan đến lưng (Back).

o   Bệnh tật liên quan đến yếu cột sống (Spinal weakness), tê liệt (Paralysis).

- The Wheel Of Fortune: Các vấn đề về

o   Bệnh tật liên quan đến hệ tiêu hóa (Digestive System).

o   Bệnh tật liên quan đến bệnh gút (Gout).

- Justice: Các vấn đề về

o   Bệnh tật liên quan đến gan (Liver).

o   Bệnh tật liên quan đến rối loạn thận (Kidney disorders).

- The Hanged Man: Các vấn đề về

o   Bệnh tật liên quan đến các cơ quan dinh dưỡng (Organs of Nutrition).

o   Bệnh tật liên quan đến dưỡng chấp (Chyle), bạch huyết (Lymph).

o   Bệnh tật liên quan đến bị lạnh, bị cóng (Chill).

o   Bệnh tật liên quan đến chứng tích nước (Holding), bệnh về dinh dưỡng (Nutrition).

• Death: Các vấn đề về

o   Bệnh tật liên quan đến ruột (Intestines).

o   Bệnh tật liên quan đến ung thư (Cancer)

• Temperance: Các vấn đề về

o   Bệnh tật liên quan đến hông (Hips) và đùi (Thighs).

o   Bệnh tật liên quan đến chứng ngập máu (Apoplexy), Huyết khối (Thrombosis).

• The Devil: Các vấn đề về

o   Bệnh tật liên quan đến hệ thống sinh dục (Genital Systems)

o   Bệnh tật liên quan đến viêm khớp (Arthritis).

• The Tower: Các vấn đề về

o   Bệnh tật liên quan đến hệ thống cơ bắp (Muscular System).

o   Bệnh tật liên quan đến viêm nhiễm (Inflammation).

• The Star: Các vấn đề về

o   Bệnh tật liên quan đến thận (Kidneys), bàng quang (Bladder).

o   Bệnh tật liên quan đến viêm bàng quang (Cystitis).

• The Moon: Các vấn đề về

o   Bệnh tật liên quan đến chân (Legs) và bàn chân (Feet).

o   Bệnh tật liên quan đến bệnh gút (Gout).

• The Sun: Các vấn đề về

o   Bệnh tật liên quan đến hệ thống tuần hoàn (Circulatory System).

o   Bệnh tật liên quan đến phù nề, căng trương (Repletion).

• Judgement: Các vấn đề về

o   Bệnh tật liên quan đến các cơ quan của nhận thức (Organs of Intelligence)

o   Bệnh tật liên quan đến tinh dịch (Semen), Tuỷ (Marrow).

o   Bệnh tật liên quan đến tính trạng điên loạn (Full Insanity).

o   Bệnh tật liên quan đến sức sống (Generating), tâm linh (Magick)

o   Bệnh tật liên quan đến các cơ quan tuần hoàn (Organs of Circulation).

o   Bệnh tật liên quan đến máu (Blood).

o   Bệnh tật liên quan đến chứng sốt (Fever).

o   Bệnh tật liên quan đến hệ vận chuyển, di chuyển (Moving).

• The World: Các vấn đề về

o   Bệnh tật liên quan đến hệ thống bài tiết (Excretory System).

o   Bệnh tật liên quan đến bệnh xơ cứng động mạch (Arterio Sclerosis).

o   Bệnh tật liên quan đến cơ quan bài tiết (Excretory Organs), Bộ xương (Skeleton).

o   Bệnh tật liên quan đến cấu trúc rắn (Solid structures), mô (tissues).

o   Bệnh tật liên quan đến sự uể oải (Sluggishness).

o   Bệnh tật liên quan đến bài tiết (Excreting), Vật chất (Matter).

Dựa trên lý luận bên trên, chúng tôi thiết lập lại mối quan hệ giữa các lá tarot và các bộ phận cơ thể lẫn các chứng bệnh.

Bộ Wands (Gậy):

• Ace of Wand (Kether in Fire):

o   Bệnh tật liên quan đến tâm thần và đỉnh đầu, có kèm yếu tố sốt, hoặc triệu chứng nóng cơ thể tại cơ quan được nói đến.

o Bệnh tật liên quan đến cái chết tâm lý, sống thực vật, mất ý thức hoàn toàn, có kèm yếu tố sốt, hoặc triệu chứng nóng cơ thể tại cơ quan được nói đến.

• Two of Wands (Chokmah in Fire):

o Bệnh tật liên quan đến não và thùy, có kèm yếu tố sốt, hoặc triệu chứng nóng cơ thể tại cơ quan được nói đến.

o Bệnh tật liên quan đến chứng điên loạn (Insanity), có kèm yếu tố sốt, hoặc triệu chứng nóng cơ thể tại cơ quan được nói đến.

• Three of Wands (Binah in Fire):

o Bệnh tật liên quan đến đầu, có kèm yếu tố sốt, hoặc triệu chứng nóng cơ thể tại cơ quan được nói đến.

o   Bệnh tật liên quan đến chứng mất trí nhớ (Dementia), Bệnh mất trí nhớ (Amnesia), có kèm yếu tố sốt, hoặc triệu chứng nóng cơ thể tại cơ quan được nói đến.

- Four of Wands (Chesed in Fire):

o   Bệnh tật liên quan đến ngực và hệ thở, có kèm yếu tố sốt, hoặc triệu chứng nóng cơ thể tại cơ quan được nói đến.

o   Bệnh tật liên quan đến bệnh phù thủng, úng nước (Dropsy), có kèm yếu tố sốt, hoặc triệu chứng nóng cơ thể tại cơ quan được nói đến.

- Five of Wands (Geburah in Fire):

o   Bệnh tật liên quan đến hệ cơ xương và hệ vận động, có kèm yếu tố sốt, hoặc triệu chứng nóng cơ thể tại cơ quan được nói đến.

o   Bệnh tật liên quan đến nóng sốt (Fever), có kèm yếu tố sốt, hoặc triệu chứng nóng cơ thể tại cơ quan được nói đến.

- Six of Wands (Tiphareth in Fire):

o   Bệnh tật liên quan đến trái tim và hệ tuần hoàn máu, có kèm yếu tố sốt, hoặc triệu chứng nóng cơ thể tại cơ quan được nói đến.

o   Bệnh tật liên quan đến tổn thương tim (Heart Lesions), có kèm yếu tố sốt, hoặc triệu chứng nóng cơ thể tại cơ quan được nói đến.

- Seven of Wands (Netzach in Fire):

o   Bệnh tật liên quan đến khuôn mặt và hệ da lông, có kèm yếu tố sốt, hoặc triệu chứng nóng cơ thể tại cơ quan được nói đến.

o   Bệnh tật liên quan đến các vấn đề về da (Skin Troubles), có kèm yếu tố sốt, hoặc triệu chứng nóng cơ thể tại cơ quan được nói đến.

• Eight of Wands (Hod in Fire):

o   Bệnh tật liên quan đến các giác quan, có kèm yếu tố sốt, hoặc triệu chứng nóng cơ thể tại cơ quan được nói đến.

o   Bệnh tật liên quan đến rắc rối về dây thần kinh (Nerve Troubles), có kèm yếu tố sốt, hoặc triệu chứng nóng cơ thể tại cơ quan được nói đến.

• Nine of Wands (Yesod in Fire):

o   Bệnh tật liên quan đến bụng và hệ tiêu hóa, có kèm yếu tố sốt, hoặc triệu chứng nóng cơ thể tại cơ quan được nói đến.

o   Bệnh tật liên quan đến chứng bất lực (Impotence) , có kèm yếu tố sốt, hoặc triệu chứng nóng cơ thể tại cơ quan được nói đến.

• Ten of Wands (Malkuth in Fire):

o   Bệnh tật liên quan đến dương vật, âm đạo và hệ sinh dục và sinh sản, có kèm yếu tố sốt, hoặc triệu chứng nóng cơ thể tại cơ quan được nói đến.

o   Bệnh tật liên quan đến bệnh tinh dịch vô trùng (Sterility) , có kèm yếu tố sốt, hoặc triệu chứng nóng cơ thể tại cơ quan được nói đến.

• Page of Wands (Princess of Wands)

o   Bệnh tật liên quan đến cơ quan bài tiết (Excretory Organs), Bộ xương (Skeleton).

o Bệnh tật liên quan đến cấu trúc rắn (Solid structures), mô (tissues).

o Bệnh tật liên quan đến sự uể oải (Sluggishness).

o Bệnh tật liên quan đến bài tiết (Excreting), Vật chất (Matter).

o Bệnh tật liên quan đến dương vật, âm đạo và hệ sinh dục và sinh sản, có kèm yếu tố sốt, hoặc triệu chứng nóng cơ thể tại cơ quan được nói đến.

o Bệnh tật liên quan đến bệnh tinh dịch vô trùng (Sterility), có kèm yếu tố sốt, hoặc triệu chứng nóng cơ thể tại cơ quan được nói đến.

- Knight of Wands (Prince of Wands)

o Bệnh tật liên quan đến các cơ quan tuần hoàn (Organs of Circulation).

o Bệnh tật liên quan đến máu (Blood).

o Bệnh tật liên quan đến chứng sốt (Fever).

o Bệnh tật liên quan đến hệ vận chuyển, di chuyển (Moving).

o Bệnh tật liên quan đến trái tim và hệ tuần hoàn máu, có kèm yếu tố sốt, hoặc triệu chứng nóng cơ thể tại cơ quan được nói đến.

o Bệnh tật liên quan đến tổn thương tim (Heart Lesions), có kèm yếu tố sốt, hoặc triệu chứng nóng cơ thể tại cơ quan được nói đến.

- Queen of Wands

o Bệnh tật liên quan đến các cơ quan dinh dưỡng (Organs of Nutrition).

o   Bệnh tật liên quan đến dưỡng chấp (Chyle), bạch huyết (Lymph).

o   Bệnh tật liên quan đến bị lạnh, bị cóng (Chill).

o   Bệnh tật liên quan đến chứng tích nước (Holding), bệnh về dinh dưỡng (Nutrition).

o   Bệnh tật liên quan đến đầu, có kèm yếu tố sốt, hoặc triệu chứng nóng cơ thể tại cơ quan được nói đến.

o   Bệnh tật liên quan đến chứng mất trí nhớ (Dementia), Bệnh mất trí nhớ (Amnesia), có kèm yếu tố sốt, hoặc triệu chứng nóng cơ thể tại cơ quan được nói đến.

- King of Wands

o   Bệnh tật liên quan đến não và thùy, có kèm yếu tố sốt, hoặc triệu chứng nóng cơ thể tại cơ quan được nói đến.

o   Bệnh tật liên quan đến chứng điên loạn (Insanity), có kèm yếu tố sốt, hoặc triệu chứng nóng cơ thể tại cơ quan được nói đến.

Bộ Cups (Cốc):

• Ace of Cup (Kether in Water):

o   Bệnh tật liên quan đến tâm thần và đỉnh đầu, có kèm yếu tố xuất huyết, hoặc triệu chứng chảy máu cơ thể tại cơ quan được nói đến.

o   Bệnh tật liên quan đến cái chết tâm lý, sống thực vật, mất ý thức hoàn toàn, có kèm yếu tố xuất huyết, hoặc triệu chứng chảy máu cơ thể tại cơ quan được nói đến.

• Two of Cups (Chokmah in Water):

o   Bệnh tật liên quan đến não và thùy, có kèm yếu tố xuất huyết, hoặc triệu chứng chảy máu cơ thể tại cơ quan được nói đến.

o   Bệnh tật liên quan đến chứng điên loạn (Insanity), có kèm yếu tố xuất huyết, hoặc triệu chứng chảy máu cơ thể tại cơ quan được nói đến.

- Three of Cups (Binah in Water):

o   Bệnh tật liên quan đến đầu, có kèm yếu tố xuất huyết, hoặc triệu chứng chảy máu cơ thể tại cơ quan được nói đến.

o   Bệnh tật liên quan đến chứng mất trí nhớ (Dementia), Bệnh mất trí nhớ (Amnesia), có kèm yếu tố xuất huyết, hoặc triệu chứng chảy máu cơ thể tại cơ quan được nói đến.

- Four of Cups (Chesed in Water):

o   Bệnh tật liên quan đến ngực và hệ thở, có kèm yếu tố xuất huyết, hoặc triệu chứng chảy máu cơ thể tại cơ quan được nói đến.

o   Bệnh tật liên quan đến bệnh phù thủng, úng nước (Dropsy), có kèm yếu tố xuất huyết, hoặc triệu chứng chảy máu cơ thể tại cơ quan được nói đến.

• Five of Cups (Geburah in Water):

o   Bệnh tật liên quan đến hệ cơ xương và hệ vận động, có kèm yếu tố xuất huyết, hoặc triệu chứng chảy máu cơ thể tại cơ quan được nói đến.

o   Bệnh tật liên quan đến sốt (Fever), có kèm yếu tố xuất huyết, hoặc triệu chứng chảy máu cơ thể tại cơ quan được nói đến.

• Six of Cups (Tiphareth in Water):

o   Bệnh tật liên quan đến trái tim và hệ tuần hoàn máu, có kèm yếu tố xuất huyết, hoặc triệu chứng chảy máu cơ thể tại cơ quan được nói đến.

o   Bệnh tật liên quan đến tổn thương tim (Heart Lesions) , có kèm yếu tố xuất huyết, hoặc triệu chứng chảy máu cơ thể tại cơ quan được nói đến.

- Seven of Cups (Netzach in Water):

o   Bệnh tật liên quan đến khuôn mặt và hệ da lông, có kèm yếu tố xuất huyết, hoặc triệu chứng chảy máu cơ thể tại cơ quan được nói đến.

o   Bệnh tật liên quan đến các vấn đề về da (Skin Troubles) , có kèm yếu tố xuất huyết, hoặc triệu chứng chảy máu cơ thể tại cơ quan được nói đến.

- Eight of Cups (Hod in Water):

  o   Bệnh tật liên quan đến các giác quan, có kèm yếu tố xuất huyết, hoặc triệu chứng chảy máu cơ thể tại cơ quan được nói đến.

  o   Bệnh tật liên quan đến rắc rối về dây thần kinh (Nerve Troubles), có kèm yếu tố xuất huyết, hoặc triệu chứng chảy máu cơ thể tại cơ quan được nói đến.

- Nine of Cups (Yesod in Water):

  o   Bệnh tật liên quan đến bụng và hệ tiêu hóa, có kèm yếu tố xuất huyết, hoặc triệu chứng chảy máu cơ thể tại cơ quan được nói đến.

  o   Bệnh tật liên quan đến chứng bất lực (Impotence), có kèm yếu tố xuất huyết, hoặc triệu chứng chảy máu cơ thể tại cơ quan được nói đến.

- Ten of Cups (Malkuth in Water):

    o Bệnh tật liên quan đến dương vật, âm đạo và hệ sinh dục và sinh sản, có kèm yếu tố xuất huyết, hoặc triệu chứng chảy máu cơ thể tại cơ quan được nói đến.

    o Bệnh tật liên quan đến bệnh tinh dịch vô trùng (Sterility) , có kèm yếu tố xuất huyết, hoặc triệu chứng chảy máu cơ thể tại cơ quan được nói đến.

- Page of Cups (Princess of Cups)

    o Bệnh tật liên quan đến cơ quan bài tiết (Excretory Organs), Bộ xương (Skeleton).

    o Bệnh tật liên quan đến cấu trúc rắn (Solid structures), mô (tissues).

    o Bệnh tật liên quan đến sự uể oải (Sluggishness).

o   Bệnh tật liên quan đến bài tiết (Excreting), Vật chất (Matter).

o   Bệnh tật liên quan đến dương vật, âm đạo và hệ sinh dục và sinh sản, có kèm yếu tố xuất huyết, hoặc triệu chứng chảy máu cơ thể tại cơ quan được nói đến.

o   Bệnh tật liên quan đến bệnh tinh dịch vô trùng (Sterility), có kèm yếu tố xuất huyết, hoặc triệu chứng chảy máu cơ thể tại cơ quan được nói đến.

- Knight of Cups (Prince of Cups)

o   Bệnh tật liên quan đến cơ quan hô hấp (Respiratory Organs);

o   Bệnh tật liên quan đến hơi thở (Breath);

o   Bệnh tật liên quan đến bệnh kiết lỵ (Flux), bệnh băng huyết (Flux).

o   Bệnh tật liên quan đến chức năng nói (Speaking), Chức năng suy nghĩ (Thought)

o   Bệnh tật liên quan đến trái tim và hệ tuần hoàn máu, có kèm yếu tố xuất huyết, hoặc triệu chứng chảy máu cơ thể tại cơ quan được nói đến.

o   Bệnh tật liên quan đến tổn thương tim (Heart Lesions), có kèm yếu tố xuất huyết, hoặc triệu chứng chảy máu cơ thể tại cơ quan được nói đến.

- Queen of Cups

o   Bệnh tật liên quan đến các cơ quan dinh dưỡng (Organs of Nutrition).

o Bệnh tật liên quan đến dưỡng chấp (Chyle), bạch huyết (Lymph).

o Bệnh tật liên quan đến bị lạnh, bị cóng (Chill).

o Bệnh tật liên quan đến chứng tích nước (Holding), bệnh về dinh dưỡng (Nutrition).

o Bệnh tật liên quan đến đầu, có kèm yếu tố xuất huyết, hoặc triệu chứng chảy máu cơ thể tại cơ quan được nói đến.

o Bệnh tật liên quan đến chứng mất trí nhớ (Dementia), Bệnh mất trí nhớ (Amnesia), có kèm yếu tố xuất huyết, hoặc triệu chứng chảy máu cơ thể tại cơ quan được nói đến.

- King of Cups

o Bệnh tật liên quan đến các cơ quan tuần hoàn (Organs of Circulation).

o   Bệnh tật liên quan đến máu (Blood).

o   Bệnh tật liên quan đến chứng sốt (Fever).

o   Bệnh tật liên quan đến hệ vận chuyển, di chuyển (Moving).

o   Bệnh tật liên quan đến não và thùy, có kèm yếu tố xuất huyết, hoặc triệu chứng chảy máu cơ thể tại cơ quan được nói đến.

o   Bệnh tật liên quan đến chứng điên loạn (Insanity), có kèm yếu tố xuất huyết, hoặc triệu chứng chảy máu cơ thể tại cơ quan được nói đến.

Bộ Swords (Kiếm):

• Ace of Sword (Kether in Air):

o   Bệnh tật liên quan đến tâm thần và đỉnh đầu, có kèm yếu tố phồng rộp hoặc ung mủ, hoặc triệu chứng trương phì cơ thể tại cơ quan được nói đến.

o   Bệnh tật liên quan đến cái chết tâm lý, sống thực vật, mất ý thức hoàn toàn, có kèm yếu tố phồng rộp hoặc ung mủ, hoặc triệu chứng trương phì cơ thể tại cơ quan được nói đến.

• Two of Swords (Chokmah in Air):

o   Bệnh tật liên quan đến não và thùy, có kèm yếu tố phồng rộp hoặc ung mủ, hoặc triệu chứng trương phì cơ thể tại cơ quan được nói đến.

o   Bệnh tật liên quan đến chứng điên loạn (Insanity), có kèm yếu tố phồng rộp hoặc ung mủ, hoặc triệu chứng trương phì cơ thể tại cơ quan được nói đến.

• Three of Swords (Binah in Air):

o   Bệnh tật liên quan đến đầu, có kèm yếu tố phồng rộp hoặc ung mủ, hoặc triệu chứng trương phì cơ thể tại cơ quan được nói đến.

o   Bệnh tật liên quan đến chứng mất trí nhớ (Dementia), Bệnh mất trí nhớ (Amnesia), có kèm yếu tố phồng rộp hoặc ung mủ, hoặc triệu chứng trương phì cơ thể tại cơ quan được nói đến.

- Four of Swords (Chesed in Air):

o   Bệnh tật liên quan đến ngực và hệ thở, có kèm yếu tố phồng rộp hoặc ung mủ, hoặc triệu chứng trương phì cơ thể tại cơ quan được nói đến.

o   Bệnh tật liên quan đến bệnh phù thủng, úng nước (Dropsy), có kèm yếu tố phồng rộp hoặc ung mủ, hoặc triệu chứng trương phì cơ thể tại cơ quan được nói đến.

- Five of Swords (Geburah in Air):

  o Bệnh tật liên quan đến hệ cơ xương và hệ vận động, có kèm yếu tố phồng rộp hoặc ung mủ, hoặc triệu chứng trương phì cơ thể tại cơ quan được nói đến.

  o Bệnh tật liên quan đến sốt (Fever), có kèm yếu tố phồng rộp hoặc ung mủ, hoặc triệu chứng trương phì cơ thể tại cơ quan được nói đến.

- Six of Swords (Tiphareth in Air):

  o Bệnh tật liên quan đến trái tim và hệ tuần hoàn máu, có kèm yếu tố phồng rộp hoặc ung mủ, hoặc triệu chứng trương phì cơ thể tại cơ quan được nói đến.

  o Bệnh tật liên quan đến tổn thương tim (Heart Lesions), có kèm yếu tố phồng rộp hoặc ung mủ, hoặc triệu chứng trương phì cơ thể tại cơ quan được nói đến.

- Seven of Swords (Netzach in Air):

o   Bệnh tật liên quan đến khuôn mặt và hệ da lông, có kèm yếu tố phồng rộp hoặc ung mủ, hoặc triệu chứng trương phì cơ thể tại cơ quan được nói đến.

o   Bệnh tật liên quan đến các vấn đề về da (Skin Troubles), có kèm yếu tố phồng rộp hoặc ung mủ, hoặc triệu chứng trương phì cơ thể tại cơ quan được nói đến.

- Eight of Swords (Hod in Air):

o   Bệnh tật liên quan đến các giác quan, có kèm yếu tố phồng rộp hoặc ung mủ, hoặc triệu chứng trương phì cơ thể tại cơ quan được nói đến.

o   Bệnh tật liên quan đến rắc rối về dây thần kinh (Nerve Troubles), có kèm yếu tố phồng rộp hoặc ung mủ, hoặc triệu chứng trương phì cơ thể tại cơ quan được nói đến.

- Nine of Swords (Yesod in Air):

o   Bệnh tật liên quan đến bụng và hệ tiêu hóa, có kèm yếu tố phồng rộp hoặc ung mủ, hoặc triệu chứng trương phì cơ thể tại cơ quan được nói đến.

o   Bệnh tật liên quan đến chứng bất lực (Impotence), có kèm yếu tố phồng rộp hoặc ung mủ, hoặc triệu chứng trương phì cơ thể tại cơ quan được nói đến.

- Ten of Swords (Malkuth in Air):

o   Bệnh tật liên quan đến dương vật, âm đạo và hệ sinh dục và sinh sản, có kèm yếu tố phồng rộp hoặc ung mủ, hoặc triệu chứng trương phì cơ thể tại cơ quan được nói đến.

o   Bệnh tật liên quan đến bệnh tinh dịch vô trùng (Sterility) , có kèm yếu tố phồng rộp hoặc ung mủ, hoặc triệu chứng trương phì cơ thể tại cơ quan được nói đến.

• Page of Swords (Princess of Swords)

o   Bệnh tật liên quan đến cơ quan bài tiết (Excretory Organs), Bộ xương (Skeleton).

o   Bệnh tật liên quan đến cấu trúc rắn (Solid structures), mô (tissues).

o   Bệnh tật liên quan đến sự uể oải (Sluggishness).

o   Bệnh tật liên quan đến bài tiết (Excreting), Vật chất (Matter).

o   Bệnh tật liên quan đến dương vật, âm đạo và hệ sinh dục và sinh sản, có kèm yếu tố phồng rộp hoặc ung mủ, hoặc triệu chứng trương phì cơ thể tại cơ quan được nói đến.

o   Bệnh tật liên quan đến bệnh tinh dịch vô trùng (Sterility) , có kèm yếu tố phồng rộp hoặc ung mủ, hoặc triệu chứng trương phì cơ thể tại cơ quan được nói đến.

- Knight of Swords (Prince of Swords)

o   Bệnh tật liên quan đến cơ quan hô hấp (Respiratory Organs);

o   Bệnh tật liên quan đến hơi thở (Breath);

o   Bệnh tật liên quan đến bệnh kiết lỵ (Flux), bệnh băng huyết (Flux).

o   Bệnh tật liên quan đến chức năng nói (Speaking), Chức năng suy nghĩ (Thought)

o   Bệnh tật liên quan đến trái tim và hệ tuần hoàn máu, có kèm yếu tố phồng rộp hoặc ung mủ, hoặc triệu chứng trương phì cơ thể tại cơ quan được nói đến.

o   Bệnh tật liên quan đến tổn thương tim (Heart Lesions), có kèm yếu tố phồng rộp hoặc ung mủ, hoặc triệu chứng trương phì cơ thể tại cơ quan được nói đến.

- Queen of Swords

o   Bệnh tật liên quan đến các cơ quan dinh dưỡng (Organs of Nutrition).

o   Bệnh tật liên quan đến dưỡng chấp (Chyle), bạch huyết (Lymph).

o   Bệnh tật liên quan đến bị lạnh, bị cóng (Chill).

o   Bệnh tật liên quan đến chứng tích nước (Holding), bệnh về dinh dưỡng (Nutrition).

o   Bệnh tật liên quan đến đầu, có kèm yếu tố phồng rộp hoặc ung mủ, hoặc triệu chứng trương phì cơ thể tại cơ quan được nói đến.

o   Bệnh tật liên quan đến chứng mất trí nhớ (Dementia), Bệnh mất trí nhớ (Amnesia), có kèm yếu tố phồng rộp hoặc ung mủ, hoặc triệu chứng trương phì cơ thể tại cơ quan được nói đến.

- King of Swords

o   Bệnh tật liên quan đến các cơ quan tuần hoàn (Organs of Circulation).

o   Bệnh tật liên quan đến máu (Blood).

o Bệnh tật liên quan đến chứng sốt (Fever).

o Bệnh tật liên quan đến hệ vận chuyển, di chuyển (Moving).

o Bệnh tật liên quan đến não và thùy, có kèm yếu tố phồng rộp hoặc ung mủ, hoặc triệu chứng trương phì cơ thể tại cơ quan được nói đến.

o Bệnh tật liên quan đến chứng điên loạn (Insanity), có kèm yếu tố phồng rộp hoặc ung mủ, hoặc triệu chứng trương phì cơ thể tại cơ quan được nói đến.

Bộ Pentacles (Tiền):

- Ace of Pentacle (Kether in Earth):

o Bệnh tật liên quan đến tâm thần và đỉnh đầu, có kèm yếu tố bầm tím hoặc tụ máu, hoặc triệu chứng tổn thương cơ thể tại cơ quan được nói đến.

o   Bệnh tật liên quan đến cái chết tâm lý, sống thực vật, mất ý thức hoàn toàn, có kèm yếu tố bầm tím hoặc tụ máu, hoặc triệu chứng tổn thương cơ thể tại cơ quan được nói đến.

• Two of Pentacles (Chokmah in Earth):

o   Bệnh tật liên quan đến não và thùy, có kèm yếu tố bầm tím hoặc tụ máu, hoặc triệu chứng tổn thương cơ thể tại cơ quan được nói đến.

o   Bệnh tật liên quan đến chứng điên loạn (Insanity), có kèm yếu tố bầm tím hoặc tụ máu, hoặc triệu chứng tổn thương cơ thể tại cơ quan được nói đến.

• Three of Pentacles (Binah in Earth):

o Bệnh tật liên quan đến đầu, có kèm yếu tố bầm tím hoặc tụ máu, hoặc triệu chứng tổn thương cơ thể tại cơ quan được nói đến.

o Bệnh tật liên quan đến chứng mất trí nhớ (Dementia), Bệnh mất trí nhớ (Amnesia), có kèm yếu tố bầm tím hoặc tụ máu, hoặc triệu chứng tổn thương cơ thể tại cơ quan được nói đến.

- Four of Pentacles (Chesed in Earth):

o Bệnh tật liên quan đến ngực và hệ thở, có kèm yếu tố bầm tím hoặc tụ máu, hoặc triệu chứng tổn thương cơ thể tại cơ quan được nói đến.

o Bệnh tật liên quan đến bệnh phù thủng, úng nước (Dropsy), có kèm yếu tố bầm tím hoặc tụ máu, hoặc triệu chứng tổn thương cơ thể tại cơ quan được nói đến.

- Five of Pentacles (Geburah in Earth):

    o   Bệnh tật liên quan đến hệ cơ xương và hệ vận động, có kèm yếu tố bầm tím hoặc tụ máu, hoặc triệu chứng tổn thương cơ thể tại cơ quan được nói đến.

    o   Bệnh tật liên quan đến sốt (Fever). , có kèm yếu tố bầm tím hoặc tụ máu, hoặc triệu chứng tổn thương cơ thể tại cơ quan được nói đến.

- Six of Pentacles (Tiphareth in Earth):

    o   Bệnh tật liên quan đến trái tim và hệ tuần hoàn máu, có kèm yếu tố bầm tím hoặc tụ máu, hoặc triệu chứng tổn thương cơ thể tại cơ quan được nói đến.

    o   Bệnh tật liên quan đến tổn thương tim (Heart Lesions) , có kèm yếu tố bầm tím hoặc tụ máu, hoặc triệu chứng tổn thương cơ thể tại cơ quan được nói đến.

- Seven of Pentacles (Netzach in Earth):

o   Bệnh tật liên quan đến khuôn mặt và hệ da lông, có kèm yếu tố bầm tím hoặc tụ máu, hoặc triệu chứng tổn thương cơ thể tại cơ quan được nói đến.

o   Bệnh tật liên quan đến các vấn đề về da (Skin Troubles) , có kèm yếu tố bầm tím hoặc tụ máu, hoặc triệu chứng tổn thương cơ thể tại cơ quan được nói đến.

- Eight of Pentacles (Hod in Earth):

o   Bệnh tật liên quan đến các giác quan, có kèm yếu tố bầm tím hoặc tụ máu, hoặc triệu chứng tổn thương cơ thể tại cơ quan được nói đến.

o   Bệnh tật liên quan đến rắc rối về dây thần kinh (Nerve Troubles), có kèm yếu tố bầm tím hoặc tụ máu, hoặc triệu chứng tổn thương cơ thể tại cơ quan được nói đến.

- Nine of Pentacles (Yesod in Earth):

o   Bệnh tật liên quan đến bụng và hệ tiêu hóa, có kèm yếu tố bầm tím hoặc tụ máu, hoặc triệu chứng tổn thương cơ thể tại cơ quan được nói đến.

o   Bệnh tật liên quan đến chứng bất lực (Impotence), có kèm yếu tố bầm tím hoặc tụ máu, hoặc triệu chứng tổn thương cơ thể tại cơ quan được nói đến.

- Ten of Pentacles (Malkuth in Earth):

o   Bệnh tật liên quan đến dương vật, âm đạo và hệ sinh dục và sinh sản, có kèm yếu tố bầm tím hoặc tụ máu, hoặc triệu chứng tổn thương cơ thể tại cơ quan được nói đến.

o   Bệnh tật liên quan đến bệnh tinh dịch vô trùng (Sterility) , có kèm yếu tố bầm tím hoặc tụ máu, hoặc triệu chứng tổn thương cơ thể tại cơ quan được nói đến.

- Page of Pentacles (Princess of Pentacles)

o   Bệnh tật liên quan đến cơ quan bài tiết (Excretory Organs), Bộ xương (Skeleton).

o   Bệnh tật liên quan đến cấu trúc rắn (Solid structures), mô (tissues).

o   Bệnh tật liên quan đến sự uể oải (Sluggishness).

o   Bệnh tật liên quan đến bài tiết (Excreting), Vật chất (Matter).

o   Bệnh tật liên quan đến dương vật, âm đạo và hệ sinh dục và sinh sản, có kèm yếu tố bầm tím hoặc tụ máu, hoặc triệu chứng tổn thương cơ thể tại cơ quan được nói đến.

o   Bệnh tật liên quan đến bệnh tinh dịch vô trùng (Sterility) , có kèm yếu tố bầm tím hoặc tụ máu, hoặc triệu chứng tổn thương cơ thể tại cơ quan được nói đến.

- Knight of Pentacles (Prince of Pentacles)

o   Bệnh tật liên quan đến cơ quan hô hấp (Respiratory Organs);

o   Bệnh tật liên quan đến hơi thở (Breath);

o   Bệnh tật liên quan đến bệnh kiết lỵ (Flux), bệnh băng huyết (Flux).

o   Bệnh tật liên quan đến chức năng nói (Speaking), Chức năng suy nghĩ (Thought)

o   Bệnh tật liên quan đến trái tim và hệ tuần hoàn máu, có kèm yếu tố bầm tím hoặc tụ máu, hoặc triệu chứng tổn thương cơ thể tại cơ quan được nói đến.

o   Bệnh tật liên quan đến tổn thương tim (Heart Lesions), có kèm yếu tố bầm tím hoặc tụ máu, hoặc triệu chứng tổn thương cơ thể tại cơ quan được nói đến.

- Queen of Pentacles

o   Bệnh tật liên quan đến các cơ quan dinh dưỡng (Organs of Nutrition).

o   Bệnh tật liên quan đến dưỡng chấp (Chyle), bạch huyết (Lymph).

o   Bệnh tật liên quan đến bị lạnh, bị cóng (Chill).

o   Bệnh tật liên quan đến chứng tích nước (Holding), bệnh về dinh dưỡng (Nutrition).

o   Bệnh tật liên quan đến đầu, có kèm yếu tố bầm tím hoặc tụ máu, hoặc triệu chứng tổn thương cơ thể tại cơ quan được nói đến.

o   Bệnh tật liên quan đến chứng mất trí nhớ (Dementia), Bệnh mất trí nhớ (Amnesia), có kèm yếu tố bầm tím hoặc tụ máu, hoặc triệu chứng tổn thương cơ thể tại cơ quan được nói đến.

• King of Pentacles

o   Bệnh tật liên quan đến các cơ quan tuần hoàn (Organs of Circulation).

o   Bệnh tật liên quan đến máu (Blood).

o   Bệnh tật liên quan đến chứng sốt (Fever).

o   Bệnh tật liên quan đến hệ vận chuyển, di chuyển (Moving).

o   Bệnh tật liên quan đến não và thùy, có kèm yếu tố bầm tím hoặc tụ máu, hoặc triệu chứng tổn thương cơ thể tại cơ quan được nói đến.

o   Bệnh tật liên quan đến chứng điên loạn (Insanity), có kèm yếu tố bầm tím hoặc tụ máu, hoặc triệu chứng tổn thương cơ thể tại cơ quan được nói đến.

Trải Bài Sử Dụng

Phương pháp này có hạn chế là phổ biên rộng của nghĩa, khiến cho việc xác định phải kết hợp với trực giác để có nhận định chính xác. Một kỹ thuật có thể được sử dụng để cải thiện hạn chế này là phương pháp lấy trị chung của hai lá bài, tức là rút hai lá cùng nói về bệnh tật và lấy điểm chung của hai lá về bệnh tật để làm kết quả dự đoán.

Phương pháp này có thể được lồng ghép trong trải bài cụ thể nào đó, hoặc kiểu tự do.

CHƯƠNG KẾT

NHỮNG NẺO ĐƯỜNG CỦA VẬN MỆNH

Từ trong thần thoại cho đến các truyền thuyết, rồi bước ra thực tại. Đó là Cassandra trong cuộc chiến thành Troy, có đến những tiên tri (The Oracle) của đền Delphi và tiếp nối là Maria Adelaida Lenormand.

Theo thần thoại, Cassandra là con gái của Vua Priam, kẻ trị vì thành Troy. Nhưng đồng thời nàng cũng là tình nhân của Thần Apollo và được vị Thần này ban tặng khả năng tiên tri. Song khi nàng từ bỏ tình yêu với vị Thần này thì ông quay sang tặng tiếp cho nàng một món quà chia tay là lời nguyền sẽ không ai tin tưởng vào những lời tiên tri của nàng. Thực là một nỗi bất hạnh lớn lao, khi những lời tiên tri của nàng về ngày tàn của thành Troy không một ai tin tưởng cả. Số phận nghiệt ngã khiến nàng phải sống để chứng kiến lửa hiểm thâm cháy tan cả thành Troy. Mà tất chỉ là trò chơi của những vị thần, mà bản thân nàng hay Troy cũng chỉ là quân cờ trên bàn cờ số phận. Có lẽ, nàng Cassandra không có liên quan nhiều đến những phần sắp tới tôi viết bên dưới, nhưng nàng là đại diện cho nỗi lòng của những tiếng người không kẻ thấu hiểu. Bởi vì trong đời sống, có những chuyện chẳng thể trốn thoát, mà con người lại sợ hãi vờ như chẳng muốn tin.

Trở lại với dòng tiên tri phương tây, thì bên cạnh Cassandra được Thần Apollo ban tặng cho khả năng tiên tri (biết trước), mà cụ thể là bằng cách nhìn thấy được tương lai. Thì bên cạnh đó, trong truyền thuyết cũng như lịch sử cũng có đề cập đến những nữ tu Pythia của đền Delphi thờ phụng Thần Apollo. Những lời tiên tri của họ được biết đến như những lời dự ngôn của Thần. Đầy bí hiểm, đa nghĩa. Trong lịch sử, năm 480 TC hoàng đế Xeres của Ba Tư xuất quân tiến đánh Hi Lạp thì cả người của Athens, Sparta lẫn người Delphi đều tìm đến những nữ tu để xin lời tiên tri trước cơn giông tố chiến chinh sắp giáng xuống mảnh đất của họ. Những tư liệu về những lời tiên tri này rất mơ hồ và khó chứng thực:

"Chỉ có những bức tường gỗ mới đứng vững, một ơn huệ cho ngươi và con cái của ngươi… Hãy chờ đợi nhưng đừng im lặng trước những kỵ binh, những hạm đội, và những đội quân tràn ngập mặt đất đang tiến gần. Hãy đi đi. Hãy quay lưng mà chạy. Nhưng thế nào đi nữa các ngươi sẽ phải lâm trận. Ôi Salamis thần thánh, ngươi là cái chết của vô số con trai của những người mẹ, giữa mùa gieo thóc và lúc gặt lúa."

Song kết quả, thì quân Ba Tư đã thất bại dưới tay quân Hi Lạp ở Salamis, dẫn đến cuộc xâm lược của quân Ba Tư bị thất bại. Dù gì, cũng khó mà phủ nhận vai trò của các nữ tu đền Delphi trong nền văn hóa Hi Lạp cổ đại. Dù những lời tiên tri của nó khiến người ta mịt mờ như kẻ đi trong sương mù. Chốt lại ở một điểm, nguồn sức mạnh giúp họ tiên tri được đến từ Thần Apollo, song không loại trừ khả năng một vài vị nữ tu được khai tâm thụ pháp, có khả năng đặc biệt.

Từ điểm này, nảy sinh một vấn đề là nếu không thờ phụng hay nhận quà từ các vị thần, đấng siêu nhiên thì liệu chúng ta có khả năng tiên tri hay không? Tôi tiếp tục tìm kiếm các tư liệu, sách vở; công truyền cũng như bí truyền. Thì trong một tài liệu của Mật Hội Tarot Huyền Bí có nhắc đến Marcus Tullius Cicero.

"Marcus Tullius Cicero[1] (Thế kỷ thứ I trước CN) chia thành hai loại cơ bản: voyance và

---

[1] Trích dẫn gốc của Cicero trong "De la divination", I, 6 : "Il y a deux sortes de divination, l'une relève d'un art qui a ses règles fixes, l'autre ne doit rien qu'à la nature. Mais quelle est la nation, quelle est la cité, dont la conduite n'a pas été influencée par les prédictions qu'autorisent l'examen des entrailles et l'interprétation raisonnée des prodiges ou celle des éclairs soudains, le vol et le cri des oiseaux, l'observation des astres, les sorts ? – ce sont là, ou peu s'en faut, les procédés de l'art divinatoire – quelle est celle que n'ont point émue les songes ou les inspirations prophétiques? – on tient pour naturelles ces manifestations. Et j'estime qu'il faut considérer la façon dont les choses ont tourné plutôt que s'attacher à la recherche d'une explication. On ne peut méconnaître en effet l'existence d'une puissance naturelle annonciatrice de l'avenir, que de longues observations soient nécessaires pour comprendre ses avertissements ou qu'elle agisse en animant d'un souffle divin quelque homme doué à cet effet."

mantique (thuật ngữ tiếng Pháp, trong thuật ngữ hiện đại được gọi là Divination intuitive và Divination raisonnée). Voyance (Divination intuitive – Bói toán trực giác) là sự bói toán dựa trên sự bộc phát không giải thích được, không dựa trên một nền lý luận kiến thức nào cả và không thể giải thích được nguyên do của lời tiên tri, thông thường gắng liền với các sức mạnh siêu nhiên hoặc các vị thần mà người đó phụng sự: các bà đồng, các nhà thông linh được xếp vào nhóm này; trong các quan niệm hiện đại, nó còn được gáng cho các giá trị huyết thống. Mantique (Divination raisonnée – Bói toán lý tính) là sự bói toán dựa trên một nền kiến thức được định trước, để lý luận về sự bói toán đó, thông qua các công cụ giải tượng, có tính ly luận cao, chặc chẽ nhưng có thể gây tranh cãi. Nó được xem là một môn khoa học (hay giả khoa học theo quan niệm hiện đại) vì vậy nó dành cho tất cả mọi người và trên nguyên tắc độc lập với các giá trị huyết thống. Sự kết hợp của nó với các sức mạnh thiên nhiên có thể được duy trì hay gạt bỏ tuỳ theo quan niệm.

Vậy từ đây chúng ta có nhiều hướng để đi, nếu ta có khả năng đặc biệt; hoặc huyết thống đặc biệt; thậm chí được ban tặng từ các đấng siêu nhiên thì ta có thể sử dụng khả năng của mình một cách tự nhiên như ta nhìn, ta ngửi… Song, trường hợp chúng ta không có khả năng mạnh mẽ như thế, thì chúng ta vẫn có thể sử dụng những hệ thống bói toán được xây dựng một cách chặt chẽ, để tiến hành thôi diễn số phận. Ở hướng thứ ba, là kết hợp cả hai hướng trên.

Song, từ vấn đề này có điểm cần phải làm rõ trong việc tiên tri, đó chính là về số phận/định mệnh/vận mệnh. Nếu như xét về mặt nào đó, thì Fate/Destiny; định mệnh/số phận dường như khá tương đồng, chúng đều chú định chúng ta đều phải chết, không trừ ai. Lưỡi hái của thời gian thu gặt sinh mạng trên cánh đồng của các vị thần. Nhưng đến cả các vị thần cũng có buổi hoàng hôn của mình. Điều này hệt như trong một cuộc vui, chúng ta tham dự vào trò chơi của hy vọng. Chúng ta được chia những quân bài, có thể tốt hoặc không. Chúng ta không thể thay đổi những quân bài song có thể tìm cách để kết hợp chúng, để đạt được kết quả khả quan nhất. Và đây là lúc chúng ta nói về vận mệnh của cuộc đời mình. Fortune.

Tại sao chúng ta lại có mong muốn biết trước vận mệnh của mình. Có lẽ, do chúng ta sợ hãi trước con đường đầy sương mù nên mong tìm một điểm sáng. Hoặc là do chúng ta tham lam muốn đạt được lợi ích cao nhất từ việc biết trước. Âu cũng là lẽ thường, vì đây là nhân tính, mặt tối trong mỗi con người chúng ta.

Thời gian trường hà, sông rộng thời gian cuồn cuộn cuốn trôi bao thân phận. Ta hệt như con cá chỉ có thể xuôi dòng. Nhưng những người có khả năng đặt biệt hoặc là mượn nhờ sức mạnh nào đó, có thể nhảy lên khỏi dòng thời gian để nhìn thấy vô vàn sự kiện xảy ra trong tương lai. Trong khi đó, một số người khác lại mượn nhờ tri thức vô tận để làm đòn bẩy tự thân nhảy vượt lên, nhìn thấy đồng thời dự đoán những sự kiện diễn ra trong tương lai. Cả hai cách, khi nhảy vượt lên khỏi dòng thời gian, đều trực tiếp khuấy động mọi thứ ở hiện tại. Nên xuất hiện vô vàn biến số không thể ngờ đến trong tương lai. Vì vận mệnh vốn vô định.

Từ đông sang tây, chúng ta có nhiều hình thức để tiên tri như : chiêm mộng, vu thuật, lên đồng, kinh dịch, tử vi, tarot, rune, lenormand, oracle, …., vô vàn phương pháp bói toán, để thôi diễn dòng chảy của vận mệnh. Có phương pháp có hệ thống, có phương pháp phụ thuộc vào khả năng của người sử dụng. Tất cả nhằm mục đích biết trước vận mệnh.

Nhưng biết trước không phải để trốn tránh, để ngồi yên chờ đợi chuyện như nguyện. Mà là để từng bước tranh đấu, để khai tâm thụ pháp, để hiểu được trong bánh xe số phận, thì phiền não cũng là bồ đề. Dù chúng ta không thể thoát khỏi số mệnh nhưng khi hiểu rõ được bản chất của đau khổ (phiền não) thì chúng ta mới có thể tìm được sự tự do thực sự (bồ đề).

VỀ TÁC GIẢ

Tiến sĩ Philippe Ngo, một người nghiên cứu tarot tại Pháp. Sáng lập viên của cộng đồng Tarot Huyền Bí. Tác giả một số cuốn chuyên luận về tarot như: Mật Mã Tarot, Tarot Hằng Ngày, 80 Ngày Học Tarot, Hành Trình Chàng Khờ Trong Tarot, Quỷ Học Trong Tarot – Vài Luận Đề, Dự Đoán Thời Gian Trong Tarot, Dự Đoán Không Gian Trong Tarot, Dự Đoán Nhân Dạng Trong Tarot …

www.ingramcontent.com/pod-product-compliance
Lightning Source LLC
LaVergne TN
LVHW041700060526
838201LV00043B/501